NOUVELLES FORMULES

D'OCULISTIQUE

(1889-1895)

PAR LE

Dr de BOURGON

Lauréat de la Faculté de Médecine de Paris
Chef de clinique aux Quinze-Vingts
Médecin ophthalmologiste de l'hôpital Saint-Joseph.

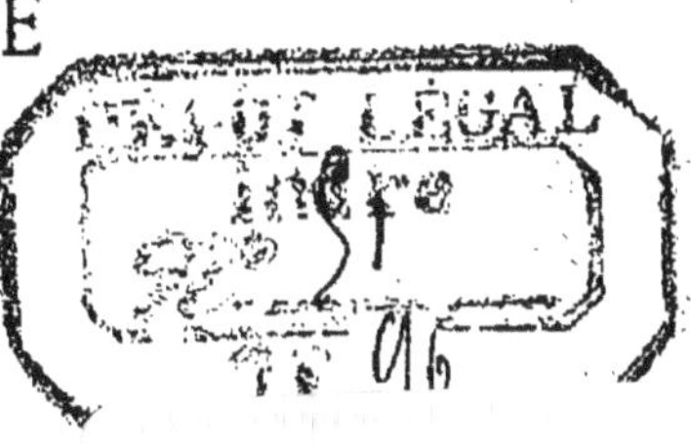

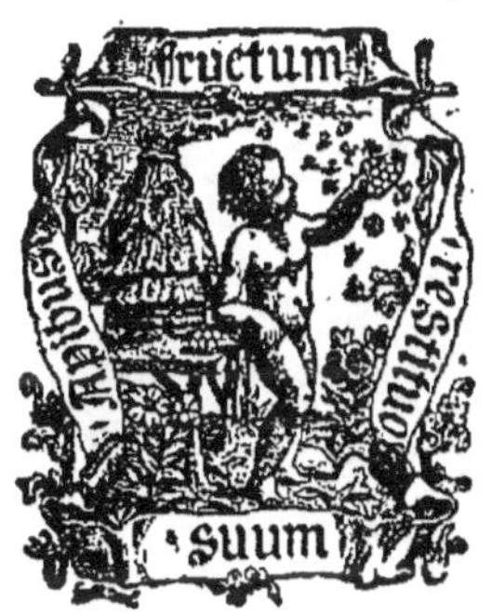

PARIS

SOCIÉTÉ D'ÉDITIONS SCIENTIFIQUES

PLACE DE L'ÉCOLE DE MÉDECINE

4, RUE ANTOINE-DUBOIS, 4

—

NOUVELLES FORMULES D'OCULISTIQUE

(1889-1895)

NOUVELLES FORMULES

D'OCULISTIQUE

(1889-1895)

PAR LE

Dr de BOURGON

Lauréat de la Faculté de Médecine de Paris
Chef de clinique aux Quinze-Vingts
Médecin ophthalmologiste de l'hôpital Saint-Joseph.

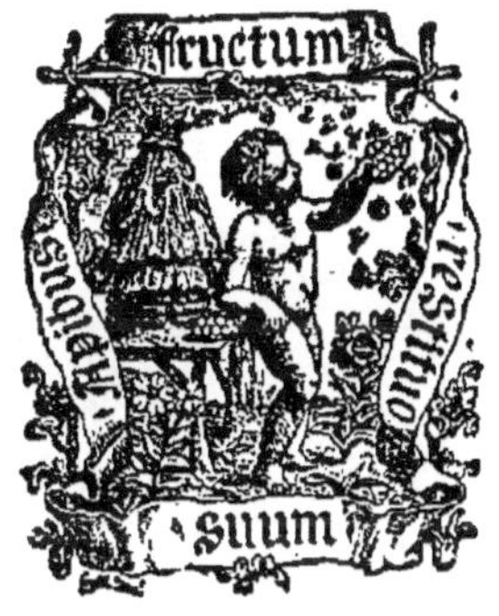

PARIS

SOCIÉTÉ D'ÉDITIONS SCIENTIFIQUES

PLACE DE L'ÉCOLE DE MÉDECINE

4, RUE ANTOINE-DUBOIS, 4

—

PRÉFACE

Dans ces dernières années, la Thérapeutique oculaire a accompli de grands progrès. Des substances actives récemment découvertes ont été employées, des applications nouvelles des anciens produits chimiques ou pharmaceutiques ont été pratiquées, des médications efficaces ont vu le jour, quelques-unes ont même grandi, prospéré.

C'est l'exposé de ces dernières conquêtes de la science qui constitue les « Nouvelles Formules d'oculistique », memento condensant en deux cents et quelques pages les documents répandus depuis l'année scolaire 1889-90 jusqu'à la fin de l'année scolaire 1894-95 dans plus de quatre-vingts journaux ou revues périodiques et dans un grand nombre de traités, rapports et brochures dont la recherche est des plus laborieuses.

L'ordre adopté a été l'ordre alphabétique, sans méconnaître toutefois les affinités chimiques ou botaniques et l'action physiologique primordiale des agents pharmaceutiques énumérés. Mais, quoi qu'il en soit, les recherches seront toujours excessivement brèves, les index très étendus insérés à la fin de l'ouvrage permettant de trouver immédiatement les renseignements précis dont a besoin journellement le thérapeute.

Sans entrer dans de nombreux détails scientifiques, nous avons cru utile, même nécessaire, de joindre après chaque substance sa formule chimique ou sa composition ou son origine, sans oublier de noter, lorsqu'il y avait lieu, sa solubilité dans les dissolvants usuels (eau, alcool, glycérine, etc.), ces indications étant indispensables au médecin praticien.

Comme il s'agit ici d'un livre essentiellement pratique, le mode d'emploi de chaque agent pharmaceutique a été rigoureusement quoique brièvement décrit, et quand il s'est agi de médications nouvelles, telles que les injections sous-conjonctivales, la technique opératoire a été exposée dans tous ses détails.

Afin d'éviter toute confusion regrettable quoique involontaire, nous avons joint à chaque formule, sinon l'énumération de tous les auteurs qui l'ont employée, du moins le nom de celui ou ceux qui l'ont propagée, répandue dans le monde médical ou obtenu avec elle les meilleurs résultats thérapeutiques. Il ne nous en coûtait pas, dès lors, d'ajouter au nom de l'auteur la source

bibliographique et c'est ce que nous avons
fait, pensant qu'en agissant ainsi nous épar-
gnerions au médecin soucieux de connaître
l'origine des faits, des recherches souvent
longues, parfois pénibles, pour ne pas dire
fastidieuses.

Remontant toujours au texte original,
n'affirmant un fait, un chiffre ou une formule qu'après une sérieuse collation des
auteurs, nous espérons, à défaut de toute
autre qualité, présenter au public médical un
travail dépourvu d'inexactitudes matérielles
et contenant assez de renseignements utiles pour en justifier la publication.

REMARQUES GÉNÉRALES

1º La solubilité dans l'eau, l'alcool, la glycérine, etc., est indiquée seulement pour la température ordinaire, de 15° C à 20° C. Nous avons donc jugé inutile de répéter ces chiffres au sujet de chaque agent soluble.

2º Quoique les formules chimiques aient toujours été transcrites en atomes, seule notation conforme aux progrès de la science, nous avons laissé subsister les anciennes dénominations des composés chimiques et principalement des sels, celles-ci étant plus familières que les récentes à la plupart des praticiens.

3° Le système cristallographique n'a ja-
mais été indiqué, la distinction en substances cristalline, amorphe et liquide étant
suffisante, dans le cas particulier.

4° Lorsque l'on ne trouvera pas dans
l'ordre alphabétique un médicament simple
ou composé, on est prié de se reporter à
l'index pharmacologique, qui indiquera immédiatement la place de la substance cher-
chée, place justifiée par ses affinités chimiques ou botaniques ou bien par son action
physiologique.

NOUVELLES FORMULES

D'OCULISTIQUE (1889-1895)

A

ACÉTANILIDE

Voir *Antifébrine*, n° 62.

ACIDE ACÉTIQUE ET ACÉTATES

$C^2H^4O^2$ (cristallisable ou monohydraté).
liquide soluble dans l'eau en toutes pro-
ortions, de même dans l'alcool.

1.	Acide acétique cristallisable......	7 gr. 50
	Eau distillée......................	2 — 50

Indications thérapeutiques. Ulcus ro-
ens palpebrarum.

Mode d'emploi. Attouchements répétés.
n intervenant de bonne heure, la répara-
on est complète (Wagner, *Wiestnik of
ftalmologii*, 1891).

2. { Acide acétique cristallisable...... I gtt
   { Eau distillée.................... X à XX

Indic. thér. Topique dans le catarrhe printanier (Fuchs, *Manuel d'ophthalmologie.* Paris, 1892).

3. { Solution d'acide acétique cristallisable à 30 o/o.................... I gtt
   { Eau distillée.................... 10 gr.

Indic. thér. Topique dans le catarrhe printanier (L. Rydel, *Semaine médicale,* 1894).

ACÉTATE NEUTRE D'ALUMINE

$(C^2H^3O^2)^6Al^2$. Liquide incristallisable soluble dans l'eau.

4. { Acétate d'alumine pur........... 3 gr.
   { Eau distillée.................... 100 —

Indic. thér. Pour injection dans les voies lacrymales atteintes de dacryocystite chronique (Leplat, *Société d'ophthalmologie de Paris,* 1894).

ACÉTATE NEUTRE DE PLOMB (Sel de saturne)

$(C^2H^3O^2)^2 Pb + 3H^2O$. Cristaux solubles dans 1,5 d'eau, 8 p. d'alcool et dans la glycérine.

5. { Acétate neutre de plomb......... 2 gr.
   { Glycérine pure.................. 10 —

Indic. thér. Pour badigeonner les granulations de la conjonctive, soit avec un pinceau, soit avec un bâtonnet d'ivoire. Peut s'employer même quand il existe des complications cornéennes (Gillet de Grandmont, *Société d'ophth. de Paris*, 1890).

SOUS-ACÉTATE DE PLOMB LIQUIDE

C'est une dissolution de $(C^2H^3O^2)^2$ (HO) Pb 2Pbo. Extrait de saturne soluble dans l'eau et l'alcool.

6. { Sous-acétate de plomb liquide.... } $\overline{aa}$
{ Eau distillée...................... }

Indic. thér. Pour instiller tous les deux jours 4 à 5 gouttes, dans les yeux atteints de granulations conjonctivales.

Ces instillations pratiquées le matin doivent être suivies d'un lavage à l'eau salée.

Les jours intermédiaires, on doit effectuer un pansement spécial. — Voir Calomel, n° 263 *bis* (Peretti, *Gazette des Hôpitaux*, 1891).

ACIDE ARSÉNIEUX

As^2O^3. Une partie d'acide arsénieux opaque est soluble dans 80 p. d'eau, 5 p. de glycérine, 141 p. d'alcool.

	Acide arsénieux.........................	6 gr.
7.	Cinabre	30 —
	Eponge calcinée.........................	15 —

Indic. thér. Dans l'épithélioma de l'angle interne de l'œil, quand l'intervention chirurgicale est impraticable.

Mode d'emploi. Mouiller cette poudre d'un peu d'eau pour en former une pâte et appliquer sur le néoplasme où on la laissera sécher (Valude, *Archives d'ophthalmologie*, 1891).

ACIDE AZOTIQUE

$Az\ O^3H$ (Acide nitrique). Soluble dans l'eau.

$$8. \begin{cases} \text{Acide azotique fumant} \dots\dots\dots & \text{10 gr.} \\ \text{Bichlorure de mercure} \dots\dots\dots & 4 - \\ \text{Papier berzélius} \dots\dots\dots & \text{Q. s.} \end{cases}$$

Jusqu'à consistance d'une pâte fluide.

Indic. thér. Epithélioma cutané.

Mode d'emploi. Recouvrir la tumeur dans sa totalité et répéter la cautérisation *une seule fois* au bout de 12 jours (Gavino, *Congrès international des sciences médicales*. Rome, 1894).

ACIDE BORIQUE ET BORATES

$2(BoO^3H^3)$. Lamelles solubles dans 25 parties d'eau et dans 8 de glycérine.

$$9. \begin{cases} \text{Lanoline} \dots\dots\dots \\ \text{Gomme arabique} \dots\dots \end{cases} \bar{a}\bar{a} \quad 5\ \text{gr.} \\ \text{Acide borique} \dots\dots\dots \quad 1 - \\ \text{Eau distillée} \dots\dots\dots \quad 100 - \\ \text{Extrait de violette} \dots\dots\dots \quad \text{X gtt.}$$

Indic. thér. Erythème du bord des paupières, marginalite eczémateuse ou squameuse.

Mode d'emploi. Laver plusieurs fois par jour le bord des paupières avec des petits tampons d'ouate imbibés de l'émulsion (L. Wolfberg, *Klinische monatsblatter fur Augenheilkunde*, 1890).

10. ⎰ Acide borique pur très finement
    ⎱ pulvérisé (non trituré à l'alcool).

Indic. thér. Granulations avec ou sans complications cornéennes, conjonctivite folliculaire avec ou sans lésions de la cornée, conjonctivite catarrhale chronique avec engorgement des papilles, ophthalmie phlycténulaire, catarrhe printanier, conjonctivites purulente, croupale et diphtéritique, sclérite, kératite parenchymateuse, kératite à hypopion, infiltrations, abcès, ulcères et opacités de la cornée, œdèmes et ecchymoses très considérables de la conjonctive, blépharo-adénite, eczéma des paupières, ténonite, inflammation de l'iris et du corps ciliaire quand la maladie primitive était une affection cornéenne, glaucome secondaire à une lésion cornéenne avec adhérence iridienne.

Mode d'emploi. Massage de la conjonctive et de la cornée, à travers les paupières fermées, après introduction dans le cul-de-sac conjonctival inférieur d'une pincée de la poudre qui ne doit contenir aucun cristal (examiner auparavant à la loupe) (Costomiris, *Archives d'ophth.*, 1890. — Lévêque-Lacroix, *Th. de Paris*, 1890).

11.	Acide borique......................	0 gr.40
	Acide salicylique..................	0 — 10
	Sulfo-carbonate de zinc...... } āā	0 — 06
	Chlorate de zinc..............	

Ajoutez :

Acide citrique...................	0 gr.01

puis :

Thymol......................	0 gr.01

F. S. A. une pastille (Rotter).
Indic. thér. Pour antisepsie.
Mode d'emploi. On fait dissoudre une pastille dans 250 gr. d'eau et l'on obtient ainsi une solution plus antiseptique que la solution de sublimé à 1/1000 (Nieden, *Cent. f. prat. Aug.* décembre 1889 et *ibid.* août 1890).

12.	Eau distillée..................	1000 gr.
	Acide borique..............	40 —

Indic. thér. Irrigations des ulcères cornéens après grattage (de Wecker, *Bulletin de la Société française d'ophthalmologie*, 1891).

N. B. Cette dose de 4 o/o est celle maximum que l'on puisse employer sans irriter l'œil humain. Elle ne doit donc pas être dépassée dans les collyres (E. Franke, *Albrecht von Graefe Archiv. fur. Augenheilkunde*, 1891).

13.
Eau distillée...................... 350 gr.
— de roses........)
— de fenouil ...... } āā 50 —
— de plantain.....)
Acide borique.................... 20 —
Acide salicylique .... 0 — 50

Indic. thér. Lotions tièdes 3 fois par jour dans les conjonctivites hypérémique et catarrhale faible (de Bourgon, 1895).

14.
Acide borique.................... 8 gr.
Collyre astringent jaune........... 80 —
Eau distillée.................... 200 —

Indic. thér. Pour empêcher le développement des granulations conjonctivales chez des sujets vivant dans un milieu infecté.

Mode d'emploi. Lavage soigneux des yeux, matin et soir (Manolescu, *La Clinique ophthalmologique*, 1895).

SOUS-BORATE DE SOUDE

(Borax). $Bo^4 O^7 Na^2 + 10 H^2 O$. Cristaux solubles dans 22 p. d'eau, 2 p. de glycérine, insolubles dans l'alcool.

15.
Lanoline........................... 5 gr.
Eau distillée..................... 10 —

Mêlez, liquéfiez à douce chaleur et ajoutez:

> Solution à 2 1/2 o/o de savon neutre.   10 gr.
> Solution saturée de borax..........   2 ɔ —
> Extrait de violettes................   X gtt.
> Eau distillée....   Q. s. pour 100 cc. d'émulsion.

Indic. thér. Erythème du bord des paupières, marginalite squameuse ou eczémateuse.

Mode d'emploi. Laver plusieurs fois par jour le bord palpébral avec des petits tampons d'ouate imbibés de l'émulsion (L. Woltberg. *Loc. cit.*).

BORO-BORAX

Composé obtenu par Jœnicke en mélangeant parties égales d'acide borique et de borate de soude et en faisant bouillir dans l'eau. Ce composé cristallise. L'eau en dissout 16 o/o.

> 16. Boro-borax....................   10 gr.
> Eau distillée....................   100 —

Ind. thér. Ulcères infectieux de la cornée.

Mode d'emploi. Irrigation des culs-de-sac conjonctivaux.

Rem. Cette solution n'est qu'à 10 o/o, on pourrait en obtenir de plus concentrées jusqu'à 16 o/o, mais ces dernières sont difficiles à manier, elles obturent par exemple les canules dont on se sert parfois pour l'irrigation (A. Bourgeois, *Recueil d'ophthalmologie,* 1892).

POLYBORATE DE SOUDE

(Antipyonine). Sa composition chimique se rapproche beaucoup du boro-borax qui est composé en grande partie de *dodécaborate disodique.* $Bo^{12} O^{18} Na^2$. Ce sont d'ailleurs des composés peu définis.

17. { Antipyonine en poudre très fine.

Mode d'emploi. Insuffler dans culs-desac conjonctivaux.

Ind. thér. Dans kératites et conjonctivites phlycténulaires, *petite charge.* Dans kératites purulentes, *grande charge,* et dans conjonctivite purulente des nouveaunés et des adultes, ainsi que dans la panophthalmie, les grands traumatismes et l'énucléation, *bourrage* (Rolland, *Bullet. de la Soc. franç. d'ophth.,* 1894).

BORATES D'ALCALOÏDES

Ce sont des combinaisons définies formées par l'acide borique avec la plupart des alcaloïdes employés en oculistique (atropine — cocaïne — duboisine — éserine — hyoscyamine — pilocarpine).

18. { Alcaloïde...................... 1 gr.
{ Alcool à 90° .... Q. s. p. dissoudre.

1.

D'autre part :

{ Acide borique..............   2 gr.
{ Alcool à 90°............... Q. s. p. dissoudre.

Mélanger les deux liqueurs et évaporer à siccité.

Indic. thér. Prescription de collyres absolument neutres, c'est-à-dire n'irritant pas l'œil par l'acide.

Ces borates renferment un tiers d'alcaloïde et sont très solubles dans l'eau (Bocquillon-Limousin, *Formulaire des médicaments nouveaux et des médications nouvelles.* Paris, 1891).

ACIDE CHLORHYDRIQUE

Solution aqueuse du gaz chlorhydrique (HCl).

19. { Acide chlorhydrique pur..........   5 gr.
     { Eau distillée....................   100 —

Indic. thér. Dissolution d'incrustation calcaire de la cornée.

Mode d'emploi. Cocaïnisation, si l'incrustation est sous-épithéliale, grattage de l'épithélium du niveau de l'opacité et attouchements avec la solution acide. Après disparition de l'opacité, neutralisation de l'excès d'acide par une solution de carbonate de soude à 5 o/o (Birnbacher, *Klin-Monat. f. Aug.*, 1893).

ACIDE CHROMIQUE

CrO^3. Cristaux très solubles dans l'eau (déliquescents), solubles dans l'alcool.

20. { Solution saturée d'acide chromique pur.

Indic. thér. Epithélioma oculaire.
Mode d'emploi. Toucher la surface ulcérée et bourgeonnante avec un pinceau trempé dans cette solution. Quand la cicatrisation commencera à s'effectuer, applications quotidiennes d'une solution concentrée de bleu de méthyle (Darier, *Bull. de la Soc. franç. d'ophth.*, 1894).

ACIDE CITRIQUE

$C^6H^8O^7$, H^2o. Cristaux solubles dans leur poids d'eau froide.

Entre dans la composition des pastilles de Rotter (n° 11).

ACIDE GALLIQUE

$C^7H^6O^5$. Cristaux solubles dans 100 p. d'eau, très solubles dans l'alcool et l'éther.

1.	Acide gallique......................	o gr.50
	Huile de ricin......................	2 —
	Vaseline...........................	5 —
	Essence de lavande	IV gtt.

Ind. thér. Chute des cils sans rougeur et sans inflammation des paupières.

Mode d'emploi. Onctions locales. Ne pas négliger, en outre, l'état général herpétique ou arthritique (Trousseau, in : *La pratique journalière des hôpitaux de Paris*, par Lefert, Paris 1892).

ACIDE LACTIQUE

$C^3H^6O^3$. Liquide soluble en toutes proportions dans l'eau et l'alcool.

22. { Acide lactique pur.

Indic. thér. Cicatrisation de fistule lacrymale.

Mode d'emploi. Par l'orifice cutané, on introduit un tampon d'ouate imbibé d'acide lactique et on cautérise aussi loin que possible. Il se produit une croûte dure et la fistule se ferme (Venneman, *Bull. de la Soc. franç. d'ophth*., 1890).

23. { Acide lactique pur .... 50 gr.
{ Eau distillée .... 100 —

Indic. thér. Ulcère de la cornée.

Mode d'emploi. On applique sur la perte de substance un peu de la solution précédente au moyen d'une petite tige de bois à bout pointu. Au bout de 3 ou 4 jours, l'escharre tombe. Souvent 24 heures après la chute de l'escharre, la guérison est complète (Dolzhenkoff, *Wiest. oft.*, 1894).

ACIDE PHÉNIQUE

C^5H^6OH (Phénol). Aiguilles solubles dans 17 parties d'eau, très solubles dans l'alcool, la glycérine, l'éther et les huiles fixes ou volatiles.

24. { Acide phénique.................... ogr.20
{ Eau distillée..................... 10 —

Indic. thér. Iridocyclite suppurée d'origine traumatique.

Mode d'emploi. Injection dans le corps vitré *d'une* goutte de cette solution (Schœler et Schweigger, *Berliner Klinische Wochenschrift*, 1889).

25. { Pommade de zinc............... 22gr.50
{ Glycérine boriquée.............. 7 — 50
{ Acide phénique................. 1 — 75

Indic. thérap. Zona.
Mode d'emploi. Onctions fréquentes (Illingworth, *Semaine médicale*, 1890).

26. { Acide phénique............. 1 gr.
{ Vaseline liquide............. 100 —
{ Essence de Winter-green.... Q.s.p. parfumer.

Indic. thérap. Kératite interstitielle.
Mode d'emploi. Cocaïnisation, introduire dans l'œil quelques gouttes de vase-

line phéniquée et masser l'œil dix minutes. Ce pansement doit être répété toutes les deux heures. Au bout de 40 à 90 jours au maximum, la guérison est complète (Grand-clément, *Bull. de la Soc. franç. d'ophth.*, 1890).

27. { Acide phénique...................... 4 gr.
{ Essence de térébenthine.......... 90 —

Indic. thérap. Erysipèle.

Mode d'emploi. Badigeonnage toutes les heures des parties atteintes. Dépasser les limites du mal (A. Trapeznikow, *Sem. méd.*, 1891).

28. { Acide phénique.................... 10 gr.
{ Alcool............................ 20 —

Indic. thérap. Granulations conjonctivales.

Mode d'emploi. Après *brossage préliminaire*, passer à plusieurs reprises au pinceau imbibé de la solution précédente (Manolescu, *Revue médico-pharmaceutique de Constantinople*, 2° trimestre, 1891).

29. { Acide phénique pur déliquescent.

Indic. thérap. Ulcère de la cornée.

Mode d'emploi. Attouchement de l'ulcère à un jour d'intervalle. Si pris au début, au bout d'une seule cautérisation la guérison se produit. Il n'est pas utile de prati-

quer plus de trois cautérisations, nombre
suffisant pour entraîner dans les cas guéris-
sables par cette méthode le maximum d'effet
thérapeutique (Suarez de Mendoza, *Bull.
de la Soc. franç. d'ophth.*, 1891).

	Acide phénique	0 gr.25
30.	Naphtol	0 — 02
	Eau distillée	20 —

Indic. thérap. Croûtes diphtéritiques de
l'œil.

Mode d'emploi. Badigeonnage toutes les
deux heures (Galezowski, *Recueil d'ophthalmologie*, 1892).

	Acide phénique	5 gr.
31.	Eau distillée	100 —

Indic. thér. Infiltration purulente de
plaie de cataracte.

Mode d'emploi. Attouchements (Burn-
ham, *Médical Record*, 1891).

	Acide phénique	0 gr.50
32.	Eau distillée	100 —

Indic. thér. Démangeaisons de l'eczéma
palpébral.

Mode d'emploi. Pulvérisations (Trousseau, *Bull. de la Soc. franc. d'ophth.*,
1893).

	Acide phénique	1 à 2 gr.
33.	Acide sulforicinique	20 gr.

Indic. thér. Conjonctivite pseudo-membraneuse.

Mode d'emploi. Badigeonner deux fois par jour les fausses membranes. Dans l'intervalle, irriguer toutes les deux heures le globe oculaire avec de l'eau boriquée à 4 o/o, chauffée à 35°-45°C, et faire suivre d'une insufflation de poudre d'aristol ou d'iodoforme (Bourgeois, *Sem. méd.*, 1894).

34. { Acide phénique .... 2 gr.
{ Glycérine .... 20 —

Indic. thér. Diphthérie oculaire.

Mode d'emploi. Toucher les points malades, matin et soir, si nécessaire. Dans l'intervalle, instiller toutes les deux heures quelques gouttes d'un collyre au bleu ou au violet de méthyle à 1/1000.

S'il existe un ulcère cornéen, le cautériser avec cette solution (Sourdille, *Archives d'ophthalmologie*, 1894).

35. { Acide phénique pur déliquescent.

Ind. thér. Infiltrations cornéennes isolées.

Mode d'emploi. Attouchement, un seul suffit généralement (Noyes, *8e Congrès international d'ophthalmologie*, Edimbourg, 1894).

36. { Acide phénique .... 1 gr.
{ Eau distillée .... 1000 —

Indic. thér. Conjonctivite purulente à type diphthéroïde.

Mode d'emploi. Douches de vapeur avec cette solution (Panas, *Traité des maladies des yeux.* Paris, 1895).

PHÉNOSALYL

On donne ce nom au composé suivant :

37.	Acide phénique......................	9 gr.
	— salicylique....................	1 —
	— lactique....................	2 —
	Menthol..........................	0 — 10

Chauffer les trois acides jusqu'à liquéfaction, ajouter seulement ensuite le menthol.

Ce produit est très soluble dans la glycérine et se dissout dans 26 parties d'eau.

38.	Phénosalyl......................	1 à 2 gr.
	Eau distillée..................	1000 gr.

Ind. thér. Modifie les sécrétions purulentes.

Mode d'emploi. Irrigations sous-palpébrales (Vacher, *Rec. d'ophth.*, 1895).

ACIDE PYROGALLIQUE

$C^6H^3(OH^3)$ (Pyrogallol). Aiguilles solubles dans 2 p. 1/2 d'eau, très solubles dans l'alcool et l'éther.

39.	Acide pyrogallique................	2 gr.
	Acide salicylique	1 —
	Vaseline pure....................	20 —

Indic. Lupus érythémateux des paupiè-res.

Mode d'emploi. Appliquer la nuit (Brocq, *Traité des maladies de la peau.* Paris, 1890).

40. | Acide pyrogallique.................. 1 gr.
Vaseline........................... 8 —

Ind. thér. Blépharite squameuse (Gradle, *Cent. f. prat. Aug.*, 1890).

ACIDE SALICYLIQUE ET SALICYLATES

$C^7H^6O^3$. Aiguilles solubles dans 500 par-ties d'eau, 2,5 d'alcool, 2 d'éther.

41. | Acide salicylique................. 1 gr.
Alcool .... 1 —
Glycérine........................ 9 —

Indic. thér. Liquide antiseptique pour fil de soie (strabisme).

Mode d'emploi. Faire séjourner 24 heu-res, puis une demi-heure dans le sublimé au 1/4000 (de Wecker, *Arch. d'ophth.*, 1894).

42. | Acide salicylique............)
Lanoline..................... } ãã 10 gr.
Essence de térébenthine......)
Axonge........................... 80 —

Ind. thér. Rhumatisme aigu.

Mode d'emploi. Frictions. Une demi-heure après la première friction, on rencontre du salicylate de soude dans les urines (Bourg, *Société Vaudoise de médecine*, 1894).

Remarque. Cette formule est excellente dans les manifestations oculaires d'origine rhumatismale. D'un mode d'emploi commode, n'entraînant pas de troubles stomacaux et très peu dispendieuse, elle mérite d'être prise en sérieuse considération (de Bourgon, 1895).

SALICYLATE DE SOUDE

$C^7H^5O^3Na$. Cristaux solubles dans 10 p. d'eau froide.

43. { Salicylate de soude.

Ind. thér. et *Mode d'emploi.* 1° Décollement de la rétine à la dose de 4 à 5 gr. par jour avec repos au lit et bandage compressif la nuit et 2 heures l'après-midi (Ulrich, *Kl. mon. f. Aug.*, 1889).

2° Névrite rhumatismale (Macnamara, *British medical Journal*, 1890).

3° Iritis inflammatoire violente, 1 à 2 gr. tous les jours ou tous les deux jours dans du thé chaud. Agit comme sudorifique (Fuchs, *Manuel d'ophth.* Paris, 1892).

4° Herpès zoster des paupières. Même emploi que pour l'affection précédente (Fuchs, *Loc. citat.*).

4° Conjonctivite rhumatismale aiguë, alors que tous les médicaments locaux ne produisent aucun effet, la guérison eut lieu par l'emploi du salicylate de soude en 10 jours (J. Dunn, *Virginia médical monthly*, 1892).

5° Œdème palpébral, symptôme primitif d'un érythème exsudatif multiforme généralisé. Guérison totale en 3 semaines, 2 gr. par jour. Pansement compressif (de Bourgon, *Annales d'oculistique*, 1894).

6° Goître exophthalmique, De 2 à 5 gr. en 4 fois dans les 24 heures dans un demilitre au moins de liquide. Si intolérance, ne donner que 2 gr. par jour. L'amélioration se produit en peu de jours, surtout au point de vue de la tachycardie (Chibrêt, *Revue générale d'ophthalmologie*, 1895).

INJECTIONS SOUS-CONJONCTIVALES

Modus operandi. Voir *Bichlorure de mercure* (Injections sous-conjonctivales).

44. { Salicylate de soude.............. 0 gr. 50
{ Chlorhydrate de cocaïne........... 0 — 10
{ Eau distillée.................... 10 —

Ind. thér. Sclérite. Kératite diffuse.

Mode d'emploi. Injection d'une demiseringue de Pravaz, c'est-à-dire de 0 g. 025 milligr. de salicylate de soude et 0 gr. 005

milligr. de cocaïne. Généralement la guérison a lieu au bout de 2 ou 3 injections (Van Moll, *Kl. monat. f. Aug.*, 1892).

45.	Salicylate de soude...............	o gr.30
	Eau distillée.	10 —

Ind. thér. Iritis rhumatismale (Bergmeister, *Société império-royale de médecine de Vienne,* 1894).

Salicylate de strontium

Cristaux.

46. | Salicylate de strontium........... o gr.50

Pour un cachet.
Indic. thér. Scléro-iritis et scléro-choroïdite goutteuse.
Mode d'emploi. Un ou deux cachets par jour (Galezowski, *Rec. d'ophth.*, 1895).

Salicylate de phényle (salol)

$C^{12}H^4(C^{14}H^6O^6)$. Cristaux presque insolubles dans l'eau, solubles dans 17 parties d'alcool.

47. | Salol très finement pulvérisé.

Ind. thér. Conjonctivite croupale compliquée d'un ulcère profond de la cornée.
Mode d'emploi. Application locale. Guérison (Eliasberg, *Wiest. oft.*, 1893).

$$48. \begin{cases} \text{Salol} \dots\dots\dots\dots\dots\dots\dots\dots\dots\dots & 2 \text{ gr.} \\ \text{Huile d'olive} \dots\dots\dots\dots\dots\dots \\ \text{Eau de chaux} \dots\dots\dots\dots\dots\dots \end{cases} \bar{a}\bar{a} \quad 50 —$$

Ind. thér. Brûlure des paupières.

Mode d'emploi. Pansement avec ce liniment, ultérieurement lavages antiseptiques et pulvérisation d'iodoforme (de Lapersonne, *Maladies des paupières et des membranes externes de l'œil.* Paris, 1893).

ACIDE SULFORICINIQUE

Cet acide a la consistance d'un sirop épais, il maintient en solution 10 p. 100 de naphtol ou de créosote, 15 p. 100 de salol et 40 p. 100 d'acide phénique (Voir *Acide phénique,* n° 33).

ACIDE TRICHLORACÉTIQUE

CCl^3 — Co^2H. Cristaux très solubles dans l'eau, solubles dans l'alcool.

$$49. \begin{cases} \text{Cristal d'acide trichloracétique.} \end{cases}$$

Indic. thér. Papillome.

Mode d'emploi. Application du cristal sur le papillome. S'il est petit, une seule suffit. L'escharre sèche, blanche, adhérente, se détache au bout de quelques jours. L'avantage de ce caustique réside dans sa localisation très limitée (A. Lanz, *Sem. méd.*, 1891).

$$50. \begin{cases} \text{Acide trichloracétique.............} & \text{2 à 3 gr.} \\ \text{Eau distillée.......................} & \text{1 gr.} \end{cases}$$

Ind. thér. Dacryocystite chronique.

Mode d'emploi. Incision de la paroi antérieure du sac lacrymal, badigeonnage de la muqueuse avec un tampon de coton imbibé du caustique. Ce badigeonnage doit durer 2 minutes environ, on essaye ensuite à sec (Cattaneo [Clinique du prof. Tartuferi], *Sem. méd.*, 1894).

ACONITINE ET SES SELS

$C^{66}H^{43}Azo^{24}$. Alcaloïde extrait de la racine de l'*Aconitum napellus* (Renonculacées).

Cristaux à peine solubles dans l'eau froide, solubles dans l'alcool.

AZOTATE D'ACONITINE

$C^{66}H^{48}Azo^{2}, Azo^{5} + 2H^{2}O^{2}$.

$$51. \begin{cases} \text{Azotate d'aconitine cristallisé.} & \text{o gr.0002 (1/5 mil).} \\ \text{Sulfate de quinine ....} & \text{o — 20} \\ \text{Extrait de quinquina.........} & \text{Q. s.} \end{cases}$$

Pour une pilule.

Indic. thér. Névralgie du nerf trijumeau.

Mode d'emploi. De 2 à 3 en 24 heures.

Prendre garde à ne pas dépasser cette dose qui est *maxima* (Laborde, in : Bocquillon-Limousin, *Formulaire des alcaloïdes et glucosides.* Paris, 1894).

ADONIDINE

Glucoside extrait de l'*Adonis vernalis* et de l'*Adonis cupaniana* (Renonculacées). Cristaux solubles dans l'eau et l'alcool.

52. { Adonidine...................... 3 à 4 gr.
  { Eau distillée..................... 100 gr.

Indic. thér. Anesthésique des membranes externes de l'œil.

Mode d'emploi. Instillation de 1 à 2 gtt. Au bout de 30 minutes, l'anesthésie cornéenne est complète, elle dure plusieurs heures sans dilatation de la pupille (Rommel, *Alb. v. Graef. Kl monat. f. Aug.*, 1893).

Rem. Il y aurait avec cette substance une certaine irritation oculaire, d'autre part la tension serait diminuée (Katzaouroff, *Wiest oft.*, 1894).

AGATHINE

Salicyl-α-méthyl-phényl-hydrazone, soluble dans l'alcool, insoluble dans l'eau.

53. { Agathine......................... ogr.50

Pour un cachet.

Ind. thér. Névralgie du trijumeau.

Mode d'emploi. 2 à 3 cachets par jour. Il se produit quelquefois de la céphalalgie passagère ou un peu de nausée cédant à l'emploi d'une limonade au citron. L'effet sédatif ne se manifeste qu'au bout de plusieurs jours (E. Rosenbaum, *Bulletin médical*, 1892).

ALCOOL ÉTHYLIQUE

C^2H^5, OH (Alcool ordinaire. Esprit de vin). Liquide miscible à l'eau en toutes proportions.

54. { Alcool......................... } āā
{ Poix liquide.................. }

Ind. thér. Blépharite squameuse rebelle.

Mode d'emploi. Enduire les bords palpébraux (l'alcool s'évapore). Faire grande attention à ne pas laisser pénétrer dans le sac conjonctival, car ce produit entraînerait une très grande irritation (Fuchs, *Loc. cit.*, 1892).

ALDÉHYDE FORMIQUE

Formol. Formaldéhyde. CH^2O. Liquide soluble dans l'eau.

Ne précipite pas les alcaloïdes et ne coagule pas l'albumine.

55.	Formol...........................	I gr.
	Eau distillée.	2000 —

Ind. thér. 1° Lavages aseptiques.

2° Asepsie des collyres (on dissout l'alcaloïde dans la solution précédente).

(Valude, *Bulletin de la Soc. franç. d'opht.*, 1893.)

Cette solution a produit de bons résultats dans :

1° Kératite suppurative ;

2° Granulations (Guaita, *Lo sperimentale*, 1894) ;

3° Ophthalmie purulente (Olivier, *Thèses de Bordeaux*. — Gepner, *Cent. f. prat. Aug.*, 1894. — Fromaget, 1894, *Ann. d'oculistique*, 1895) ;

4° Conjonctivite catarrhale (Olivier, *Loc. cit*. — Gepner, *Loc. cit.*) ;

5° Dacryocystite suppurée (Olivier, *Loc. cit.*) ;

6 Opérations oculaires (Gepner, *Loc. cit.*).

Rem. Ces résultats n'ont fait que corroborer ceux annoncés par M. Valude dans sa communication où il présentait le formol comme un *aseptique* non irritant pour l'œil et des plus puissants, puisque dans la même quantité du même bouillon de culture, 16 milligr. d'aldéhyde formique suffisent à empêcher le développement des microbes alors qu'il faut 40 milligr. de sublimé pour entraîner le même résultat (Recherches de Dubief).

Mode d'emploi. Lavages.

56. | Formol...................................... 1 à 2 gr.
| Eau distillée.............................. 1000 gr.

Ind. thér. 1° Aseptique dans les opérations oculaires ;

2° Conjonctivites aiguës ;

3° Conjonctivite purulente (concurremment avec le nitrate d'argent).

Mode d'emploi. Lavages (Echner, *Cent. f. prat. Aug.*, 1894).

57. | Formol .... 2 gr.
| Eau distillée.............................. 1000 —

Indic. thér. Asepsie des instruments dans les opérations oculaires.

Mode d'emploi. Bain. N'attaque pas les métaux (aluminium, acier, argent, etc.) (Valude, *Loc. cit.*).

58. | Formol..................................... 0 gr. 05
| Eau distillée.............................. 10 —

Ind. thér. Conjonctivites aiguës (catarrhale, purulente) surtout à période de déclin (Valude, *Loc. cit.* — Olivier, *Loc. cit.* — Valude, *Journal des praticiens d'Huchard*, 1895).

Mode d'emploi. Instillations biquotidiennes de quelques gouttes entre les paupières.

59. { Formol...................... ..... o gr. 10
     { Eau distillée................... 10 —

Indic. thér. 1° Période de déclin du catarrhe conjonctival des nouveau-nés.

2° Infection oculaire post-opératoire.

Mode d'emploi. Dans la période de déclin du catarrhe conjonctival des nouveau-nés, instillations biquotidiennes. Dans l'infection post-opératoire, il est nécessaire de pratiquer ces instillations 6 fois par jour. Le processus peut être ainsi enrayé (Valudet, *Loc. cit. — Ann. d'ocul.*, 1893).

Rem. A cette dose, le formol produit une cuisson assez vive qui disparaît d'ailleurs au bout de quelques minutes.

ALUMINIUM ET SES SELS

L'aluminium est absolument inusité en oculistique.

SULFATE DOUBLE D'ALUMINE ET DE POTASSE

$(SO^4)^3 Al^2 SO^4 K^2 + 24H^2O$ (Alun). Cristaux solubles dans 10 p. d'eau et 2 p. 5 de glycérine, insolubles dans l'alcool.

60. { Cristal d'alun effilé.

Ind. thér. Période de déclin du catarrhe conjonctival des nouveau-nés.

Mode d'emploi. Attouchements de la muqueuse conjonctivale (Valude, *Journal des praticiens de Huchard*, 1895).

61. { Alun pur........................   1 gr.
    { Eau distillée.................... 1000 —

Ind. thérap. 1° Conjonctivites folliculaires;

2° Conjonctivites granuleuses ;

3° Conjonctivites catarrhales.

Mode d'emploi. Irrigations sous-palpébrales.

Pour le *modus faciendi*, voir n° 76.
(Vacher, *Rec. d'ophthalmologie*, 1895.)

AMMONIAQUE ET SES SELS

(Alcali volatil.) Solution de gaz ammoniac (AzH^3) dans l'eau distillée.
Très soluble dans l'alcool.

CHLORHYDRATE D'AMMONIAQUE

(Sel ammoniac. Chlorure d'ammonium.) AzH^4 Cl. Cristaux solubles dans 3 parties d'eau, 8 p. d'alcool.

61 bis. { Chlorhydrate d'ammoniaque.......   0 gr. 50
       { Sulfate de zinc..................   1 — 25
       { Eau distillée............ .... 200 —

Ajoutez :

$\left\{\right.$ Camphre........................ o gr.40

Dissous dans :

$\left\{\right.$ Esprit de vin dilué................ 20 gr.
Safran........................ o — 10

Faire digérer pendant 24 heures, en agitant souvent. Filtrez.

Indic. thér. Catarrhe chronique de la conjonctive.

Mode d'emploi. Appliquer avec un pinceau sur les conjonctives deux ou trois fois par jour, soit pur, soit coupé avec moitié d'eau (Horst, 7e édition de la Pharmacopée autrichienne citée par Fuchs, *Manuel d'ophthalmologie*. Paris, 1892).

61ter. $\left\{\right.$ Eau .... 100 gr.
Sulfate de zinc.................... 2 —
Chlorhydrate d'ammoniaque........ o — 75
Camphre...................... o — 45
Safran........................ 10 —

Faire macérer à 35°c ou 40°c jusqu'à parfaite dissolution.

Indic. thér. et *mode d'emploi*. Les mêmes que pour la précédente ; cette formule n'étant qu'une modification au point de vue des doses de celle de Horst (Panas, *Traité des maladies des yeux*. Paris, 1895).

61 quater. $\left\{\right.$ Chlorhydrate d'ammoniaque ... 2 gr.
Eau distillée................ 100 —

Indic. thér. Kératite filamentaire.
Mode d'emploi. Instillations répétées

(Nuel, *Archives d'ophthalmologie*, 1893).

ANTIFÉBRINE

Phénylacétamide,C^8H^9AzO(Acétanilide).
Cristaux solubles dans 160 parties d'eau et
dans 3 p. d'alcool.

	Antifébrine...............		ogr.	06
	Phénacétine	ãã		
62.	Exalgine.................		o	o5
	Antipyrine...............		o	50
	Chlorhydrate de cocaïne...		o	oo5

pour un cachet.

Ind. thér. Sédatif énergique des crises
douloureuses oculaires de toute nature et de
la névralgie des nerfs sus et sous-orbitaires.

Mode d'emploi. Un cachet de demi-
heure en demi-heure sans *dépasser* quatre
cachets (de Bourgon, in : Marchal, Th. de
Paris, 1895).

ANTIMOINE ET SES SELS

L'antimoine n'a aucune application ophthalmologique.

SULFURE D'ANTIMOINE

Sb^2S^3. Amorphe ou cristallisé insoluble
dans l'eau et l'alcool.

63. { Crayon de sulfure d'antimoine à 70 o/o.

Ind. thér. Moyen prophylactique du trachome.

Mode d'emploi. Attouchements sur le bord des paupières (Sulzer, *Bull. de la Soc. Franç. d'ophth.* Paris, 1891).

ANTIPYRINE

Diméthyloxyquinizine. $C^{11}H^{12}Az^2O$. Cristaux très solubles dans l'eau, l'alcool, la glycérine.

63 bis. { Antipyrine très finement pulvérisée.

Mode d'emploi. Cocaïniser l'œil et, après une anesthésie aussi complète que possible, projeter sur la cornée une légère couche de la poudre.

Léger massage.

Il se produit une réaction inflammatoire intense, et quelquefois un léger œdème des paupières dont les compresses froides ont vite raison.

Avant de recommencer ce pansement, il faut attendre que l'inflammation soit tombée et pour cela quelques jours sont nécessaires. En le renouvelant tous les jours, on obtient rapidement la purulence.

Ind. thér. 1° Opacités cornéennes invétérées d'origine non trachomateuse (Katzaouroff, *Wratch.*, 1891).

2° Pannus scrofulus tenuis ou sarcomatosus, faisceaux vasculaire de kératites en bandelette ou marginales (Vignes, *Rec. d'oph.*, 1892).

3° Pannus granuleux, mais seulement après la disparition complète des granulations (Vignes, *Loc. cit.*).

64. { Antipyrine.......................... 2 gr.50
    { Eau distillée........................ 10 —

Mode d'emploi. Instillation 3 fois par jour. Dans les voies lacrymales, injection une à deux fois par jour.

Ind. thér. 1° Forme chronique d'opthalmie granuleuse ;

2° Épisclérite et sclérite. Diminue la tuméfaction et éclaircit les opacités cornéennes.

3° Glaucome chronique. Dans ce cas, il faut instiller avec la seringue d'Anel dans le canal nasal du côté lésé. Les douleurs sont ainsi diminuées.

4° Dacryocystite chronique. Après lavage du sac lacrymal avec une solution d'eau boriquée, injection une à deux fois par jour (Wicherkiewicz, *Sem. méd.* 1892).

65. { Antipyrine................... 0 gr.30 à 0 gr.50
    { Eau distillée............... 10 —

Ind. thér. Conjonctivites simples, aiguës et chroniques, surtout celles à la suite de l'influenza.

Mode d'emploi. Instillation 3 fois par jour (Vicherkiewicz, *Loc. cit.*).

66. { Antipyrine........................ o gr.50

pour un cachet.

Ind. thér. 1° Douleurs périorbitaires de l'iritis, 4 à 8 cachets par jour (Delens, *L'œil et ses annexes, in : Traité de chirurgie de S. Duplay et P. Reclus.* Paris, 1891. — Panas, *Traité des maladies des yeux.* Paris, 1895).

2° Lésions diabétiques de l'œil. 8 à 10 cachets par jour. Procure un abaissement rapide du glycose, donc utile avant l'opération de cataracte diabétique (pendant les trois jours qui précèdent l'opération), dans l'amblyopie diabétique et les lésions diabétiques du fond de l'œil (Panas, *Loc. cit.*).

3° Sclérite rhumatismale diffuse. Alors que la morphine n'a pas d'action, l'antipyrine (4 à 8 cachets par jour) a une action sédative légère (Largeau, *Th. de Paris*, 1895).

67. { Antipyrine .... 5 gr.
{ Chlorhydrate de cocaïne........... o — 15
{ Eau distillée..................... 10 —

Indic. thér. Atrophie des nerfs optiques, soit idiopathique, soit consécutive à une névrite, améliore surtout la vision rapprochée.

Mode d'emploi. Injection hypodermique d'un gr. tous les deux jours, soit 2 seringues de Pravaz. Ces injections doivent être pratiquées le long du rachis à la région dorsale et lombaire. Il faut enfoncer en plein muscle. On doit se servir d'aiguilles en platine iridié. L'antisepsie doit être rigoureuse (Lavage de la peau avec une solution de sublimé au 1/1000 après savonnage de la région. Flambage de l'aiguille) (Valude, *Communication à la Société médicale des hôpitaux*, 16 février 1895 ; — *Comptes rendus du 8ᵃ Congrès international d'ophthalmologie*. Edimbourg, août 1894 ; — de Bourgon, in : *Desgenetez*. Th. de Paris, 1893).

68.	Antipyrine	4 gr.
	Chlorhydrate de cocaïne	0 — 03
	Eau distillée	10 —

Indic. thér. 1° Héméralopie symptomatique de la rétinite pigmentaire (Grandclément, *Ann. d'ocul.*, 1890).

2° Tic douloureux de la face ;

3° Névralgies oculaires ne reconnaissant pas pour cause une suppuration grave de l'œil.

Mode d'emploi. Injection hypodermique. On injecte coup sur coup à travers les muscles de la face et surtout *loco dolenti* un ou plusieurs centimètres cubes. Il se produit un œdème qui se dissipe assez rapidement. Ces injections doivent être pratiquées quotidiennement et même plusieurs fois par jour dans les cas graves (Grandclément, *Sem. méd.*, 1895).

Dans le cas d'héméralopie, 15 à 20 injections sont nécessaires pour une amélioration sérieuse (Grandclément, *Ann. d'ocul.*, *Loc. cit.*).

ARGENT ET SES SELS

L'argent est inusité en oculistique, seuls les sels suivants ont reçu des applications nouvelles.

AZOTATE D'ARGENT (Nitrate d'argent)

$AgAzo^3$. Cristallisé ou fondu, soluble dans 1 p. d'eau, 10 p. d'alcool.

69.	Nitrate d'argent....................	1 gr.
	Eau distillée....................	600 —

Indic. thér. Ophthalmie purulente des nouveau-nés et des adultes.

Mode d'emploi. Irrigation et instillation. Après lavages avec une infusion tiède de camomille à 1 0/0, on irrigue les culs-de-sac conjonctivaux avec une solution d'acide salicylique à 1,50 pour 1000. Ces préperatifs terminés, les culs-de-sac conjonctivaux sont irrigués avec la solution au nitrate d'argent.

Ce grand lavage a lieu une fois en 24 h.,
mais toutes les deux heures après le pansement préliminaire (Infusion de camomille,
lavages salicylés) on instille quelques gouttes de solution au nitrate d'argent (Burchardt, *Cent. f. Aug.*, 1889).

70. { Nitrate d'argent .... 2 gr.
{ Eau distillée........................ 100 —

Ind. thér. Ulcère septique par staphylo-
coccus aureus.

Mode d'emploi. Cautérisation de la surface et des bords de l'ulcère avec un pinceau
trempé dans cette solution. La guérison est
aussi obtenue beaucoup plus rapidement
qu'avec tout autre mode de traitement. Il
ne faut pas d'ailleurs oublier que cette affection est très tenace (R. Castaldi, *Ulcus
serpens et hypopion*. Naples, 1889).

71. { Nitrate d'argent..................... 1 gr.
{ Eau distillée........................ 150 —

Indic. thér. Prophylaxie de l'ophthalmie purulente des nouveau-nés.

Mode d'emploi. Dès que l'enfant est né,
alors qu'il est encore entre les jambes de sa
mère, on ouvre les paupières du nouveau-né
et on laisse tomber deux ou trois gouttes
de la solution dans l'œil ; ceci fait, on l'essuie extérieurement avec un peu d'ouate.

Ce traitement, tout aussi efficace que

celui de Crédé, n'en aurait pas les inconvénients (Budin, *Progrès médical*, 1891).

72. | Nitrate d'argent.................... 3 gr.
      | Eau distillée...................... 100 —

Indic. thér. Prophylaxie de l'ophthalmie purulente des nouveau-nés dans les cas d'ouverture prématurée de la poche des eaux.

Mode d'emploi. Dans ces cas, où l'enfant est très susceptible d'être contaminé, on fait un tamponnement cervical dans le but de protéger l'enfant et l'on pratique une injection vaginale avec cette solution (Bellouard, *Th. de Paris*, 1892).

73. | Nitrate d'argent.................... 1 gr.
      | Eau distillée...................... 20 —

Indic. thér. Dacryocystite chronique.

Mode d'emploi. Instillation de quelques gouttes dans le sac infecté, suivie d'un pansement compressif à l'iodoforme au moyen d'une boulette de coton appliquée dans le coin de l'œil. Quelques jours après, on diminue le titre de la solution d'argent (Vacher, *Bull. de la Soc. franç. d'ophth.*, 1893).

74. | Nitrate d'argent.................... 1 gr.
      | Eau distillée...................... 1000 —

Ind. thér. Ophthalmie purulente des nouveau-nés et des adultes.

Mode d'emploi. Irrigation quatre fois dans les 24 heures avec la solution précédente. Dans les intervalles, lavages fréquents avec de l'eau chlorée à 5 o/o (Burchardt, *Cent. f. prat. Aug.*, 1893).

75. } Crayon mitigé de nitrate d'argent.

Ind. thér. Infiltration ou ulcération torpide de la cornée.

Mode d'emploi. Cautérisation sur zone de trois millimètres de largeur concentriquement par rapport à la cornée et sur un point contigu au limbe, au niveau de la lésion cornéenne. Si la réaction n'est pas suffisante, on étend la cautérisation plus loin, jusqu'aux culs-de-sac conjonctivaux, s'il est nécessaire. On neutralise avec une solution d'iodure de potassium et on instille quelques gouttes d'un collyre à l'atropine (Kugel, *Alb. v. Graef Arch. f. ophth.*, 1894).

Rem. Les cautérisations doivent être répétées tous les 4 ou 5 jours ; dans certains cas très rebelles, elles peuvent s'élever à 25 comme nombre.

76. } Nitrate d'argent.................... 1 à 2 gr.
Eau distillée...................... 100 gr.

Indic. thér. Ophthalmie purulente et catarrhale grave.

Mode d'emploi. Irrigations sous-palpébrales avec une poire en caoutchouc et une canule en verre dont l'asepsie est obtenue par l'ébullition dans une solution de carbonate de soude à 1 o/o.

La solution de nitrate d'argent à 1/1000 modifie, à la dose de 250 à 300 gr., les sécrétions purulentes de la conjonctive sans que la cornée en souffre. A 1/500, l'irrigation est légèrement douloureuse ; on doit réserver ce titre pour les cas graves et n'employer que 100 à 200 gr. de liquide (Vacher, *Rec. d'ophth.* 1895).

77.	{	Nitrate d'argent.............	o gr.10
		Laudanum de Rousseau.......	X gtt.
		Eau distillée...............	10 gr.

Indic. thér. Conjonctivites catarrhales.

Mode d'emploi. Instillations biquotidiennes (Valude, *Les ophthalmies des nouveau-nés.* Paris, 1895).

IODURE D'ARGENT

AgI. Cristaux insolubles dans l'eau et l'alcool, solubles dans l'azotate d'argent, d'iodure de potassium, les chlorures de potassium, sodium, etc.

78.A.	{	Nitrate d'argent cristallisé.....	3 gr.56
		Eau distillée...............	3 — 50
		Glycérine pure..............	6 — 50

Faire dissoudre et conserver dans flacon noir bouché à l'émeri.

		Iodure de potassium...............	3 gr. 32
B.	{	Eau distillée.................	3 — 60
		Glycérine pure	6 — 50

Faire dissoudre et conserver dans flacon blanc.

Indic. thér. 1° Catarrhes de la conjonctive, aigus, subaigus, chroniques.

2° Calme l'état aigu des conjonctivites, granuleuses avec ou sans pannus cornéen.

Mode d'emploi. On verse II gouttes de la solution A (flacon noir) avec III gouttes de la solution B (flacon blanc), et avec un pinceau trempé dans le précipité formé (iodure d'argent à l'état naissant) on touche les paupières éversées (Warlomont, *Union médicale,* 1890).

		Nitrate d'argent..................	4 gr.
79.A.	{	Eau distillée.................	4 —
		Glycérine.................	8 —

		Iodure de potassium...............	8 gr.
		Glycérine.................	12 —
B.	{	Après dissolution, ajoutez :	
		Eau distillée.................	8 —

Indic. thér. Conjonctivite granuleuse, même quand il existe des complications cornéennes.

Mode d'emploi. On ajoute, à V ou X gouttes de la solution A, XX gouttes de la solution B et l'on applique avec un pinceau le précipité formé sur les paupières éversées (Hodges, *Ophthalmie Record,* 1891).

ARSENIC ET SES SELS

L'arsenic (As) est inusité (usage interne).

80. Les préparations arsenicales ont été employées avec succès dans un cas de Lymphôme des quatre paupières qui a guéri complètement alors que le mercure et l'iodure de potassium étaient restés sans résultat (Bronner, 8ᵉ *Congrès int. d'ophth.*, Edimbourg, 1894).

ATROPINE ET SES SELS

Alcaloïde extrait de l'*Atropa belladona* (Solanées).

$C^{17}H^{23}Az\,O^{3}$. Aiguilles solubles dans 333 p. d'eau, 2,5 p. d'alcool, 43 p. de glycérine.

81.	Atropine..........................	0 gr.05
	Miel.............................	2
	Poudre de guimauve...............	Q. s.

Pour 100 granules. Chacune contient 1/2 milligr. d'atropine.

Indic. thér. Tic convulsif douloureux de la face.

Mode d'emploi. Débuter par donner un granule dans les 24 heures et augmenter progressivement d'un granule par jour jusqu'à la dose maxima de trois granules en 24 heures. On doit donner en même temps des bromures alcalins (G. M. Hammond. *Sem. méd.* 1892).

82. { Feuilles de belladone.............. 2-4 gr.
      { F. infuser dans :
      { Eau .... 200 gr.
Passez.

Indic. thér. Iritis aiguë.

Mode d'emploi. Irrigations palpébrales (pour le modus faciendi, Voir n° 76) (Vacher, *Bull. de la Soc. franç. d'ophth.* Paris, 1895).

Rem. M. Vacher dans sa communication mentionne seulement l'utilité de l'infusion de feuilles de belladone (agissant par l'atropine qu'elles contiennent) dans l'iritis aiguë ; pour préciser les idées, j'ai cru bon de donner une formule empruntée à V. Ammon.

83. L'atropine employée à l'intérieur a été utile dans le larmoiement dû au goître exophthalmique (E. Berger, *Bull. médic.* 1895).

SULFATE NEUTRE D'ATROPINE

$(C^{17}H^{23}Az\,O^3)^2\,H^2SO^4$. Cristaux très solubles dans l'eau, solubles dans l'alcool.

84. { Sulfate neutre d'atropine..... ogr.10 à ogr.15
      { Acide borique............... 0 — 20
      { Eau distillée .... 20 —

Indic. thér. Iritis.

Mode d'emploi. Instillations de 4 à 5 gouttes chaque fois.

Répéter 2 à 10 fois par jour (Forgues et Reclus, *Traité de Thérapeutique chirurgicale,* tome II. Paris, 1892).

85. | Sulfate d'atropine .... 1 milligr.

Pour une rondelle gélatineuse.
Indic. thér. Pour paralyser complètement l'accommodation.

Mode d'emploi. Afin de déterminer exactement la réfraction de l'œil, mettre matin et soir dans le cul-de-sac inférieur une rondelle gélatineuse pendant quelques jours et une heure avant l'examen introduire dans l'œil deux ou trois rondelles (Javal, *Bull. de la Soc. franç. d'ophth.* Paris, 1893).

86. | Sulfate d'atropine .... 1/100 mill.

Pour une rondelle gélatineuse.
Indic. thér. Pour dilater la pupille en vue de faciliter l'examen ophthalmoscopique, sans rechercher la perte de l'accommodation (Javal, *Loc. cit.*).

87. | Sulfate d'atropine .... 3 gr.
| Eau distillée .... 100 —

Indic. thér. Mydriatique employé avant l'extraction de la cataracte (sans iridectomie).
Mode d'emploi. On instille plusieurs fois par jour, deux ou trois jours avant

l'opération, quelques gouttes de cette solution. Au moment d'opérer, on anesthésie complètement la cornée au moyen d'une solution de cocaïne et l'on remplit ensuite complètement le sac conjonctival avec la solution de sulfate d'atropine. On attend 30 secondes et l'on commence l'opération.

Rem. Ce procédé préviendrait les prolapsus iridiens (Mutermilch, *Ann. d'ocul.* 1893).

B

BENZOATE DE SODIUM

$C^7H^5O^2Na$, cristaux très solubles dans l'eau, peu solubles dans l'alcool.

88. { Benzoate de sodium.............. 5 gr.
{ Eau distillée..................... 100 —

Indic. thér. Conjonctivite croupale.

Mode d'emploi. Applications chaudes (Forgues et Reclus, *Loc. cit.* 1892).

Rem. Cette dose de 5 o/o est la dose maximum limite que puisse supporter sans douleur ni irritation l'œil humain. Si donc l'on voulait rendre antiseptique un collyre avec cette substance, il ne faudrait pas dépasser ce chiffre dans la formule (E. Frankc, *Albr. v. Graef. Arch. f.* 1891).

BENZOPHÉNONÉIDE

Tétra-méthyl-diapsido-benzophénonéide. Extrait de l'aniline par un mode de fabrication inconnu (Apyonine). Soluble dans l'eau.

89. { Benzophénonéide....... .... 1 gr.
{ Eau distillée..................... 100 —

Mode d'emploi. Lotions oculaires plusieurs fois par jour avec un pinceau trempé dans cette solution.

Indic. thér. 1° Cicatrisation des ulcères rongeants de la cornée.

2° Cicatrisation des ulcères cornéens asthéniques.

3° Kératites phlycténulaires.

4° Kératites suppurées (Galezowski, *Revue de thérapeutique médico-chirurgicale* du Dr Barrault, 1891).

5° Herpès cornéen (Galezowski, *Rec. d'ophth.* 1891 et 1892).

Rem. La solution d'apyonine à 1 o/o ne produit aucune douleur lorsqu'on en badigeonne le globe oculaire.

BENZOYL-PSEUDO-TROPÉINE ET SES SELS

Tropacocaïne. $C^8H^{14}Azo\,(C^7H^5O)$ Corps isolé des feuilles de la coca du Japon (*Ery-*

thoxylum japonicum (Erythroxylées) par Giesel et produit par synthèse par Liebermann.

CHLORHYDRATE DE BENZOYL-PSEUDO-TROPÉINE

Cristaux très solubles dans l'eau.

90. { Chlorhydrate de tropacocaïne .....   3 gr.
     { Eau distillée...................... 100 —

Indic. thér. Anesthésique local.

Mode d'emploi. Instillation de 1 à 2 gouttes de trois en trois minutes. L'action étant moins prolongée qu'avec la cocaïne, il faut continuer les instillations si l'opération dure quelque temps.

Rem. Cette substance dilate très peu la pupille, quelquefois même elle ne produit aucune mydriase. Son action est plus rapide que celle de la cocaïne.

Produit au début une légère hypérémie et du picotement (Schweigger et Silex, *Sem. méd*. 1892).

    (Chlorhydrate de tropacocaïne......   3 gr.
91. { Chlorure de sodium ....   0 — 60
    (Eau distillée...................... 100 —

Indic. thér. Anesthésique local qui ne produit ni l'hypérémie ni le picotement du début (Schweigger et Silex, *Loc. cit*. 1892).

92.) Chlorhydrate de tropacocaïne.....   10 r.
    (Eau distillée..................... 100 —

Indic. thér. Anesthésique local. Rend même indolore l'opération du strabisme et les cautérisations de la conjonctive avec le sulfate de cuivre ou le nitrate d'argent.

Mode d'emploi. Instillation de une à deux gouttes, de trois en trois minutes.

Rem. Cette substance n'entraîne pas de troubles de l'accommodation et laisse dans le *statu quo* le tonus oculaire.

L'œil n'est ni ischémié, ni hypérémié.

Les avantages sur la cocaïne sont :

1° Une toxicité très inférieure (4 fois moins), de là une absence totale de troubles généraux et principalement de la sécheresse de la gorge.

2° Une fixité beaucoup plus considérable des solutions aqueuses (Bokenham, *Société ophthalmologique du Royaume-Uni*, 19 octobre 1893).

BISMUTH ET SES SELS

Le corps simple est inusité en ophthalmologie.

GALLATE BASIQUE DE BISMUTH (Dermatol)

$C^7H^5O^5Bi\,(OH)^2$. Poudre amorphe insoluble dans l'eau.

93. { Dermatol finement pulvérisé.

Indic. thér. Conjonctivites purulentes.

Mode d'emploi, Pulvérisation.

Rem. On a employé quelquefois le dermatol sous la forme de crayons.

Ce corps a été proposé comme succédané
de l'iodoforme *sans aucune restriction
thérapeutique* (R. Heinz, *Semaine médicale,* 1891).

DITHYOSALICYLATE DE BISMUTH (Thioforme)

Cristaux insolubles dans l'eau, l'alcool,
l'éther.

94. } Thioforme finement pulvérisé.

Indic. thér. 1° Diminution des sécrétions
conjonctivales.

2° Action dessiccante et cicatrisante (Ulcères cornéens).

Mode d'emploi. Pulvérisation (Rogman, *Flandre médicale,* 23 août 1894).

BUTYL-CHLORAL ET SON HYDRATE

C^4HCl^3O (Croton-chloral). Aldéhyde bu-
tylique trichlorée. Liquide insoluble dans
l'eau, il se combine avec elle pour former
un hydrate.

HYDRATE DE BUTYL-CHLORAL

Cristaux peu solubles dans l'eau, solubles
dans l'alcool.

$$95. \begin{cases} \text{Hydrate de butyl-chloral} \dots\dots\dots & 10 \text{ gr.} \\ \text{Alcool} \dots\dots\dots\dots\dots\dots\dots\dots & 10 - \\ \text{Glycérine} \dots\dots\dots\dots\dots\dots\dots & 20 - \\ \text{Eau distillée} \dots\dots\dots\dots\dots\dots & 120 - \end{cases}$$

Une cuillerée à soupe de cette solution contient environ un gramme de butyl-chloral.

Indic. thér. Névralgie faciale.

Mode d'emploi. Une à deux cuillerées à soupe dans les 24 heures (Liebreich in : Crinon. *Loc. cit.* 1895).

C

CAFÉINE

$C^8H^{10}Az^4O^4$ + $2H^2O$ (Théine-méthyl-théobromine). Aiguilles solubles dans 100 parties d'eau, dans 100 parties d'alcool, dans 9 parties de chloroforme. Ses meilleurs dissolvants sont le benzoate, le salicylate, le cinnamate de soude et l'acide citrique. C'est l'alcaloïde du café, du thé, de la kola, du guarana, etc.

$$95 \text{ bis.} \begin{cases} \text{Caféine} \dots\dots\dots\dots\dots\dots\dots & 1 \text{ gr.} \\ \text{Eau distillée} \dots\dots\dots\dots\dots\dots & 10 - \\ \text{Benzoate de soude} \dots\dots\dots & \text{Q. s. p. dissoudre.} \end{cases}$$

Mode d'emploi. Instillations.

Indic. thér. Spasme des vaisseaux rétiniens. On obtient ainsi une régulation de la circulation rétinienne (Galezowski, *Rec. d'ophth.* 1892).

96. { Caféine...................... 2 gr.50
{ Benzoate de soude........... 2 95
{ Eau distillée................. Q. s. pour 10 cc.

Chaque centimètre cube renferme 0 gr. 25 centigr. de caféine.

96 bis. { Caféine...................... 4 gr.
{ Salicylate de soude.......... 3 10
{ Eau distillée................. Q. s. pour 10 cc.

Chaque centimètre cube renferme 0 gr. 40 centigr. de caféine.

Mode d'emploi. Injections hypodermiques.

Indic. thér. Hémorrhagies rétiniennes, même dans les hémorrhagies syphilitiques du cercle ciliaire, il est utile d'employer la caféine à l'intérieur comme adjuvant du traitement spécifique (Galezowski, *Rec. d'ophth.* 1894-1895).

Rem. Ces formules déjà anciennes sont dus à Tanret, elles n'ont été citées ici qu'à cause de leur nouvelle application ophthalmologique.

CAMPHRE ET SES SELS

$C^{10}H^{16}O$. Essence concrète retirée du *Laurus camphora* (Laurinées). Insoluble dans l'eau, très soluble dans les essences et l'alcool. Employé dans la lotion de Horst (n°s 61 *bis* et 61 *ter*).

Bromure de camphre

(Camphre monobromé), $C^{10}H^{15}OBr$. Cristaux insolubles dans l'eau, solubles dans l'alcool et la glycérine.

97. { Bromure de camphre............ ogr.50

Pour une dragée.

Indic. thér. Abortif de l'attaque de migraine ophthalmique, quand le malade possède des signes avant-coureurs.

Mode d'emploi. De 4 à 12 dragées, dès l'apparition des symptômes prodromiques (Antonelli, *Archives de neurologie*, n°ˢ 71 et 72, 1872).

CANCROÏNE

98. C'est un médicament composé, fabriqué par E. Merck (Darmstadt). Il contient de la neurine $C^{5}H^{13}Azo$ dissous dans de l'eau phéniquée, légèrement acidulée par de l'acide citrique.

Mode d'emploi. Injections hypodermiques locales à doses croissantes.

Indic. thér. Affections cancéreuses (Exposition internationale de Chicago de 1893. — Rapports publiés sous la direction de Camille Krantz. *Imprimerie Nationale,* Paris, 1894).

CANTHARIDINE ET SES SELS

La cantharidine est le principe actif de la cantharidine officinale.

$C^{10}H^{12}O^4$. Lamelles insolubles dans l'eau, solubles dans l'alcool et les alcalis dilués.

CANTHARIDATE DE POTASSE

99. $C^{10}H^{14}O^6K^2 + H^2O$. Aiguilles solubles dans 25 p. d'eau et peu solubles dans l'alcool.

Indic. thér. Trachome.

Mode d'emploi. Injections hypodermiques à la tempe de 0,005 milligr. à 0,001 milligramme de substance active (Santos Fernandez, *Arch. of. ophth.* 1891).

CARPAÏNE ET SES SELS

$C^7H^{25}Azo$. Alcaloïde isolé des feuilles du papayer, *Carica papaya* (Cucurbitacées). Cristaux insolubles dans l'eau, solubles dans l'éther.

CHLORHYDRATE DE CARPAÏNE

100. Cristaux solubles dans l'eau.

Mode d'emploi. Instillations.

Indic. thér. Anesthésie de la conjonctive et de la cornée avec irritation des vaisseaux conjonctivaux et sous-conjonctivaux (Rommel, *Alb. v. Graef. Arch. f. Aug.* 1893).

CHANVRE CULTIVÉ

Cannabis sativa (Urticées).

101. { Teinture de cannabis sativa au 1/10.

Mode d'emploi. 1 à 2 gr. en 24 heures (en fractionnant).
Indic. thér. Goître exophthalmique. Très amélioré par cette médication (R. Valière, *Bulletin médical,* 1889).

CHLORAL ET SON HYDRATE

C^2HCl^3O (Aldéhyde trichlorée). Très soluble dans l'eau et l'alcool.
Hydrate de chloral. $C^2HCl^3\ H^2O$. Très soluble dans l'eau.

102. { Hydrate de chloral...................... 5 gr.
{ Eau distillée...................... 100 —

Indic. thér. Blépharite squameuse.
Mode d'emploi. Lotions (Gradle, *Cent. f. prat. Aug.* 1890).

CHLORATE DE POTASSIUM

$KClo^3$. Soluble dans 17 p. d'eau, 125 p. d'alcool et 30,3 p. de glycérine.

103. { Chlorate de potassium très finement porphyrisé.

Indic. thér. Cicatrisation des épithéliomas ulcérés. Kératise l'épithélium et même les éléments propres de la tumeur. Limite le mal pour intervention opératoire.

Mode d'emploi. Applications locales (Fumagalli, 11° *Congrès international des sciences médicales.* Rome, 1894).

CHLORE

Cl. 1 litre d'eau en dissout 2 lit. 156 à 20° ; cette solution constitue le *chlore liquide* employé en médecine.

104. {
Eau chlorée à 5 o/o................ 1000 c. c.
Acide borique..................... 30 gr.
Hydrate de chloral................ 1 — 50
Acide salicylique................. 0.— 07

Indic. thér. Liquide antiseptique pour lavages préopératoires de l'œil et des paupières (Burchardt, *Cent. f. prak. Aug.* 1893).

105. { Eau chlorée à 5 o/o.

Indic. thér. Ophthalmie purulente.

Mode d'emploi. Lavages conjonctivaux fréquents. Compresses tièdes. Concurremment avec les irrigations sous-palpébrales avec la solution au nitrate d'argent au millième (Burchardt, *Loc. cit.* 1893).

Indic. thér. 1° Conjonctivites purulentes, membraneuses.

2° Kératite à hypopion.

3° Dacryocystite purulente (Lawford, *Soc. ophth. du Royaume-Uni*, 4 juillet 1894).

4° Conjonctivites diphthéritiques (Power, *Ibd*).

5° Suppuration intra-oculaire (Lanz. *Ibid*).

Mode d'emploi. Dans les quatre premiers groupes, lotions.

Pour le cinquième, la suppuration fut enrayée par une injection intra-oculaire. La vision ne fut pas récupérée.

CHLOROFORME

$CHCl^3$. Liquide soluble dans 100 p. d'eau, soluble en toutes proportions dans l'alcool, insoluble dans la glycérine.

	Chloroforme......................	10 gr.
106.	Ether sulfurique	15 —
	Menthol...........................	1 —

Indic. thér. Anesthésie locale de la peau et des tissus sous-jacents (opérations portant sur les régions péri-orbitaires).

Mode d'emploi. Pulvérisations au moyen de l'appareil de Richardson. Celles-ci doivent être prolongées une minute seulement pour l'anesthésie complète de la peau et de deux à six minutes pour l'anesthésie des tissus sous-jacents. On peut même arriver à gratter l'os malade sans douleur (A. Dobisch, *Sem. méd.* 1890).

CHLORURE D'ÉTHYLE

C^2H^5Cl. Liquide soluble dans 50 p. d'eau, bout à $11°$. Très inflammable.

107. { Chlorure d'éthyle................... 10 c. c.

Renfermer dans une ampoule de verre fermée et munie d'un tube effilé.

Indic. thér. Anesthésie locale de la peau et des tissus sous-jacents pour opérations portant sur les régions péri-orbitaires.

Mode d'emploi. Après avoir recouvert la peau d'une couche légère de glycérine, on place l'extrémité du tube à 30 centimètres de la région opératoire, en ayant soin de ne pas être à proximité d'une lumière. On brise le tube, l'éther se vaporise, la peau rougit, au bout de une à deux minutes, elle devient blanche. C'est alors qu'il convient d'opérer (Ehrmann, *Wiener. Médic. Wochen,* 1891).

Rem. Cet anesthésique peut aussi être employé pour calmer les douleurs de la névralgie faciale.

108. { Chlorure d'éthyle................... 4 gr.
{ Chlorure de méthyle................... 1 —

Ce mélange dont le mode d'emploi et les indications thérapeutiques sont identiques au chlorure d'éthyle pur, mais qui offre sur ce dernier l'avantage d'être moins dangereux et plus maniable, a reçu le nom d'ANESTHYLE.

CIGUË

Conium maculatum (Ombellifères).

Agit par son alcaloïde $C^8H^{17}Az$ (*cicutine*, conicine, conine, conéine), que l'on retire des semences.

108 bis. { Extrait alcoolique de ciguë.

Indic. thér. Tic convulsif.

Mode d'emploi. On débute par 5 gouttes dans les 24 heures et l'on augmente d'une goutte tous les jours jusqu'à la cessation du tic ou l'apparition des phénomènes de l'action physiologique de la cicutine (vertige, sensation de faiblesse, diplopie). On revient alors à la dose initiale et l'on augmente de nouveau d'une goutte tous les jours. En opérant ainsi, on a pu aller jusqu'à o gr. 50 centigr. dans les 24 heures, c'est-à-dire environ 25 gouttes.

On doit donner en même temps les bromures sédatifs (G. m. Hammond, *Sem. méd*. 1892).

$$109. \begin{cases} \text{Extrait alcoolique de ciguë}\dots\dots & 2 \text{ gr.} \\ \text{Onguent hydrargyrique double}\dots & 10 - \end{cases}$$

Mode d'emploi. Frictions énergiques tous les soirs sur la tempe et au-dessus du sourcil, avec gros comme une noisette de la pommade précédente.

Indic. thér. Douleurs oculaires liées à une affection inflammatoire (irido-choroïdite, cyclite, glaucome), douleurs existant après l'iridectomie (de Bourgon. 1895).

CITRON

Fruit du *Citrus limonium* (Rutacées).

110. { Citron.

Exprimer le jus.

Indic. thér. et *mode d'emploi.* 1° Conjonctivite diphtéritique. Pendant 3 ou 4 jours, il faut cautériser la conjonctive et tous ses replis avec ce jus qui doit être fraîchement exprimé à chaque cautérisation. Cette cautérisation doit être répétée toutes les 5 heures. Plus tard, on ne la pratique que toutes les 8 heures et enfin au déclin de la maladie toutes les 12 heures. L'usage du jus de citron doit être continué jusqu'à la fin de la maladie (Abadie, *Revue mensuelle des maladies de l'enfance*, 1891. — Gayet, *Eléments d'ophthalmologie à l'usage des médecins praticiens*. Paris, 1893).

2° Conjonctivite pseudo-membraneuse.

Le mode d'emploi doit être le même que pour la conjonctivite diphtéritique (Abadie, *Loc. cit.* 1891. — Recommandé en outre par Guibert, *Bull. de la Soc. franç. d'ophth.* Paris, 1893. — Oger de Spéville, *Soc. d'ophth. de Paris*, 1894. — Albert, *Soc. d'ophth. de Bordeaux*, 1894. — Frankel, *Société des sciences médicales de Lyon*, 1894, qui au nom de M. le Prof. Gayet a recommandé l'emploi du jus de citron dans la conjonctivite pseudo-membraneuse, à la dose d'une cuillerée à café deux fois par jour).

COCAÉTHYLÈNE

$C^{18}H^{23}Azo^4$. Ether éthylique de la benzoylecgonine. Cristaux.

III. *Indic. thér.* Anesthésie locale de la conjonctive et de la cornée. Agit moins que la cocaïne (Exposition internationale de Chicago de 1893. — Rapports présentés sous la direction de Camille Krantz. *Imprimerie Nationale*, Paris, 1894).

COCAÏNE ET SES SELS

$C^{17}H^{21}Azo^4$. Alcaloïde des feuilles de

l'*Érythroxylon coca* (Linacées-Erythroxy-
lées). — Obtenue par synthèse en partant
de l'ecgonine.

Cristaux peu solubles dans l'eau, solubles
dans l'alcool, l'huile de pétrole, la vaseline.

CHLORHYDRATE DE COCAÏNE

$C^{17}H^{21}Azo^4$ HCl. Cristaux très solubles
dans l'eau et dans l'alcool.

112. { Chlorhydrate de cocaïne........... 0 gr.50
{ Eau distillée....................... 10 —

Indic. thér. Episclérite simple.
Mode d'emploi. Une à deux gouttes,
toutes les 2 ou 3 heures, en instillation
(Kroll. *Ann. d'ocul.* 1890).

113A. | Chlorhydrate de cocaïne.......... 0 gr.20
| Eau distillée....................... 10 —

B. | Chlorhydrate de cocaïne.......... 0 gr.40
| Eau distillée....................... 10 —

Indic. thér. Anesthésie locale du globe
oculaire.
Mode d'emploi. 1ᵉʳ *cas. L'anesthésie
doit seulement porter sur les parties
superficielles.* Extraction de corps étranger. — Opération de pterygion, etc., etc.

On se sert alors de la solution B dont on
instille 1 à 2 gouttes de cinq minutes en
cinq minutes en commençant une demi-

heure avant l'opération. Avec ce procédé, on arrive parfois à anesthésier l'iris.

2° cas. L'anesthésie doit s'étendre aux parties profondes. On commence d'abord par anesthésier les parties superficielles d'après la méthode précédente, puis, faisant un pli à la conjonctive, on injecte sous cette membrane avec une seringue parfaitement aseptique quelques gouttes de la solution à 5 o/o (solution A).

La dose maxima doit être o gr. 05 centigr. pour un adulte, mais il ne faut l'atteindre que dans des cas exceptionnels. Comme l'injection produit un œdème, on doit pratiquer un léger massage et n'opérer que quand l'œdème est dissipé, ce qui nécessite généralement cinq minutes (Koller, *New-York médical Journal*, 1893).

114.
Chlorhydrate de cocaïne	o gr. 20
Solution de trinitrine au 1/100......	X gtt.
Eau distillée.....................	10 gr.

Indic. thér. Anesthésie locale.

Mode d'emploi. Injections hypodermiques. Avec cette formule on éviterait les accidents que cause la cocaïne (Gauthier, in : *Revue des médicaments nouveaux et de quelques médications nouvelles,* par C. Crinon, 4° éd., Paris, 1895).

115.
Chlorhydrate de cocaïne........	o gr.20 à o gr.40
Eau distillée...............	10 —
Acide phénique cristallisé...	o — 25

Indic. thér. Anesthésie locale.

Mode d'emploi. Injections hypodermiques. L'acide phénique coagulant les tissus, la résorption serait empêchée, de là une localisation de l'effet de la cocaïne qui d'une part produirait toute son action au lieu où on l'a injectée et d'autre part ne causerait plus de troubles généraux (Hamer, *Société néerlandaise d'ophthalmologie* in : *Weekblad*, 1892).

	Chlorhydrate de cocaïne.........	o gr.10
116.	Acide borique....................	0 — 20
	Eau distillée....................	30 —

Indic. thér. Conjonctivite chronique.

Mode d'emploi. Deux instillations dans la journée combinées à une instillation le soir avec I à II gouttes d'une solution de sulfate de zinc à 1/300 (Brudenell, Carter, *The Lancet*, 1892).

	Chlorhydrate de cocaïne.........	o gr.60
117.	Eau distillée....................	10 —

Indic. thér. Anesthésie locale.

Mode d'emploi. Pour opérations palpébrales, injection hypodermique d'un quart de seringue sur deux ou trois points. En injectant sous la conjonctive une demi-seringue de Pravaz (chez l'adulte) on rend absolument indolore l'opération du strabisme et l'énucléation (Ciserani, *Ann. d'ocul.* 1894).

118. { Chlorhydrate de cocaïne..... } āā   2 gr.
     {   —   de pilocarpine. }
     { Eau distillée...................... 100 —

Mode d'emploi. Instillation.

Indic. thér. Toutes celles de la cocaïne, avec cet avantage en plus que la mydriase et les troubles de l'accommodation qu'on observe dans l'œil seulement cocaïnisé ne se produisent pas avec l'emploi de ce collyre (E. Berger, *Bulletins de la Société de Biologie*, 1893).

119. { Chlorhydrate de cocaïne ....   0 gr. 10
     { Sulfate d'ésérine..................   0 — 007
     { Eau distillée......................   15 —

Mode d'emploi. Une goutte en instillation toutes les 4 ou 6 heures.

Indic. thér. Lésions cornéennes récentes accompagnées de phénomènes douloureux (E. Jackson, *Revue de thérapeutique médico-chirurgicale*, 1893).

120. { Chlorhydrate de cocaïne...... } āā   0 gr.05
     { Sulfate neutre d'atropine...... }
     { Eau distillée..................   8 —

Mode d'emploi. Instillation d'une goutte toutes les 4 ou 6 heures.

Indic. thér. Lésions récentes douloureures de la cornée, si l'on suspecte quelques complications du côté de l'iris (E. Jackson, *Loc. cit.* 1893).

121 A. { Chlorhydrate neutre de cocaïne...   0 gr. 20
       { Eau distillée.................... 5 — c. c.

B. { Beurre de cacao liquéfié par la chaleur.   20 c. c.

Indic. thér. Anesthésie locale.

Mode d'emploi. Il faut avoir un appareil spécial composé de deux seringues juxtaposées avec un tube bifurqué aboutissant à une aiguille commune. Dans l'une de ces seringues, on introduit la solution A et dans l'autre le liquide B. On injecte ensuite sous la peau la solution A, puis le liquide B. On pratique immédiatement sur cette région une pulvérisation d'éther. Le beurre de cacao se solidifie et la cocaïne n'étant pas absorbée donne toute son action locale.

L'anesthésie locale peut durer avec ce procédé de 1 à 2 heures, surtout si on a soin de diminuer la tension de la peau en élevant par des tractions exercées de la périphérie vers le centre un pli cutané tout autour de la région anesthésiée (Corning, in : *Sem. méd.* 1892).

122. { Chlorhydrate neutre de cocaïne...   o gr.25
{ Vaseline boriquée à 4 o/o.........   10 —

Indic. thér. Kératite superficielle avec perte de substance.

Mode d'emploi. Introduire dans le cul-de-sac conjonctival inférieur avec un pinceau. Les douleurs se calment et la pommade, en outre de son action analgésiante, forme une couche protectrice des nerfs ciliaires dénudés (Gutierez-Ponce, *Soc. d'ophth. de Paris*, 1892).

123. {
Chlorhydrate de cocaïne.......... o gr.50
Iodoforme .... 4 —
Vaseline....................... 100 —

Indic. thér. Zona ophthalmique.

Mode d'emploi. Applications locales (de Lapersonne, *Maladies des paupières et des membranes externes de l'œil.* Paris, 1893).

PHÉNATE DE COCAÏNE

Serait un simple mélange et non une combinaison. Peu soluble dans l'eau, soluble dans l'alcool.

124. {
Phénate de cocaïne .... 1 gr.
Eau distillée.................... 100 —

Stériliser à l'autoclave et introduire dans ampoule de verre que l'on fermera à la lampe.

Indic. thér. Anesthésie locale.

Mode d'emploi. Injections hypodermiques.

On peut pratiquer sans douleur avec ce sel dont les doses injectées doivent être les mêmes que pour le chlorhydrate de cocaïne, des opérations sur les paupières, le sac lacrymal, les ténotomies, mais pas d'énucléation (Vignes, *Rec. d'ophth.* 1894).

Rem. Le phénate de cocaïne étant insoluble dans les liquides de l'organisme ne se résorbe que très peu ou même point, d'où l'absence d'intoxication et la persistance de l'action analgésique qui se poursuit jusqu'à 36 heures (Von Oefele, *Sem. méd.* 1892).

SALICYLATE DE COCAÏNE

Mêmes doses que pour le chlorhydrate de cocaïne, les solutions aqueuses se conservent beaucoup mieux.

125. {
Salicylate de cocaïne	ogr. 20
Bichlorure de mercure	0 — 002
Eau distillée	10 —

Indic. thér. Anesthésie locale.

Rem. Cette préparation est antiseptique et très stable (de Bourgon, 1895).

COLCHICINE

$C^{17}H^{19}Az\ O^5$. Principe actif du *Colchicum autumnale* (Colchicacées).

Cristaux en aiguilles insolubles dans l'eau, solubles dans l'alcool.

126. {
Colchicine cristallisée	ogr.060
Sucre de lait	4 —
Gomme arabique	0 — 50
Sirop de sucre	1 —

Pour 60 granules contenant *un* milligr. de substance active (Houdé).

Mode d'emploi et Indic. thér. 1° Epis-clérite et sclérite ;

2° Kératite sclérosante ;

3° Scléro-choroïdite antérieure avec ou sans complications du côté de l'iris et de la cornée (Darier, *Soc. d'ophth. de Paris,* 1889) ;

4° Kératite goutteuse. On doit commencer par donner deux granules, puis trois, puis quatre (Darier, *La Clinique ophthalmologique,* 1895) ;

5° Scléro-choroïdite antérieure *d'origine goutteuse.*

On donne de 2 à 3 granules dans les 24 heures.

Dès que les signes d'intolérance apparaissent (coliques), on cesse la médication que l'on reprend huit jours plus tard avec une dose plus faible. Même quand le médicament est bien supporté, il faut huit jours de repos et huit jours de traitement en alternant ainsi jusqu'à parfaite guérison. Ce serait dans ces cas un véritable spécifique (Abadie, *La clin. ophth.* 1895) ;

6° Scléro-choroïdite antérieure chez l'enfant (de Spéville, *La Clin. ophth.* 1895).

COLLES MÉDICAMENTEUSES

Elles ont été introduites dans la thérapeutique des dermatoses par le Dr Unna (de Hambourg) avec deux formules différentes, l'une dite *colle molle*, de la composition suivante :

Oxyde de zinc	15	gr.
Gélatine	15	—
Glycérine	25	—
Eau	45	—

destinée à incorporer des médicaments insolubles tels que le soufre et l'iodure de plomb, et l'autre dite *colle dure*, ainsi formulée :

Oxyde de zinc		10 gr.
Gélatine		
Glycérine	$\overline{a}\overline{a}$	30 —
Eau		

destinée à incorporer des substances plus solubles (sublimé par exemple).

127.	Oxyde de zinc	10 gr.	
	Gélatine	35	—
	Glycérine	20	—
	Eau	35	—

Modus fabricandi. Faire fondre au bain-marie la gélatine dans l'eau. D'autre part, on broie dans un mortier métallique préalablement chauffé la glycérine et l'oxyde de zinc.

Quand la gélatine est liquéfiée, on la verse peu à peu sur le mélange précédent et on mêle avec le pilon jusqu'à ce que l'on obtienne un tout homogène.

Mode d'emploi. La pâte refroidie est mise à fondre au bain-marie. On en prélève avec un pinceau pour badigeonner la surface des pansements oculaires en les débordant pour couvrir une certaine surface de peau tout à l'entour. La colle en séchant fixe solidement l'appareil.

D'autre part, n'étant pas adhérente à la peau, elle se détache très facilement.

Indic. thér. 1° Pansements oculaires de toute nature, voire même pour les opérations de cataracte (Braquehaye, *Travail du Laboratoire de M. le professeur Panas. Arch. d'ophth*. 1893).

2° Occlusion de l'œil sain chez un malade possédant à l'autre œil une ophthalmie purulente (Panas, *Traité des maladies des yeux*. Paris, 1895).

Rem. Chaque chirurgien qui a expérimenté ce mode de pansement a modifié quelque peu les formules primitives de Unna (par exemple M. le professeur Gayet à Lyon), mais il faut remarquer que ces changements n'ont porté que sur les doses des substances composant la colle et non sur la nature des substances elles-mêmes et avaient pour but d'obtenir une colle plus ou moins adhérente à la peau selon le désir du chirurgien.

COLLODION

Solution de fulmi-coton dans un mélange d'alcool et d'éther.

128. { Collodion belladoné.

Indic. thér. Battements ressentis dans le corps thyroïde dans le cours d'un goître exophthalmique.

Mode d'emploi. Application locale (Mac Nalty, *Sem. méd.*, 1890).

129. { Collodion...................................... 100 gr.
{ Essence de térébenthine............... 3 —

Indic. thér. Pansements oculaires.

Mode d'emploi. Au lieu de fixer l'ouate à la peau par une bande, on la colle à la peau et on recouvre le pansement avec le collodion précédent (Burchardt, *Cent. f. Aug.*, 1894).

Rem. On désigne souvent ce pansement sans autre désignation sous le nom de pansement de Burchardt.

130. { Fulmicoton.............................. 5 gr.
{ Alcool méthylique pur............. 20 —
{ Acétate d'amyle pur.............. 75 —

Indic. thér. Tous les usages habituels en oculistique du collodion ordinaire (de Bourgon, 1895).

Rem. Cette formule due à M. E. Thibault permet d'obtenir une pellicule non cassante et translucide. Ce collodion spécial a reçu le nom de *cristalline*.

CONVALLAMARINE

$C^{23}H^{44}O^{12}$. Glucoside des fleurs de muguet, *Convallaria maïalis* (Linacées). Substance amorphe soluble dans l'eau et l'alcool.

131. | Convallamarine.......................... 0 gr.25
| Eau distillée........................... 10 —

Indic. thér. Anesthésie de la conjonctive et de la cornée.

Mode d'emploi. Instillation locale de 3 gouttes, au bout de 10 minutes l'anesthésie est produite sans mydriase. Elle persiste plusieurs heures, mais il faut noter que les vaisseaux conjonctivaux et sous-conjonctivaux sont très irrités (Rommel, *Alb. V. Graef. Arch. f. ophth.* 1893).

COPAHU

Baume de copahu provenant d'incisions faites dans le tronc de plusieurs arbres du genre Copaïfera, mais surtout du *Copaïfera officinalis* (Cœsalpiniées).

132. } Opiat au baume de copahu du Codex.

Mode d'emploi. De 5 à 20 gr. en 24 heures.

Indic. thér. Conjonctivite blennorhagique. Au bout de 3 à 4 jours, l'effet thérapeutique se fait sentir ; ce laps de temps est, en effet, nécessaire pour imprégner l'organisme du baume.

Localement, on emploie le sulfate de zinc en collyre (Knies, 21° *Réunion de la Société ophthalmologique de Heidelberg*, 1891).

COULEURS D'ANILINE

Bleu de méthylène

Soluble dans l'eau.

Mode d'emploi. Instillations. Injections interstitielles.

133	Bleu de méthylène	1 gr.
	Eau distillée	20

Indic. thér. 1.° Epithélioma de l'angle interne de l'œil et de la racine du nez. On pratique des attouchements locaux, pendant deux mois, au minimum tous les 4 ou 5 jours (Darier, *Soc. d'ophth de Paris*, 1893).

2° Cancroïde des paupières. Les attouchements ne produisent que peu d'effet pendant les deux premiers mois, il est nécessaire pour obtenir un bon résultat de les continuer pendant plus longtemps (Abadie, *Soc. d'ophth. de Paris.* — Fage, *La Clin. ophth.* 1895. — Domec, *Th. de Paris*, 1895).

3° Epithélioma oculaire. 1ᵉʳ *cas*. S'il est peu étendu, peu profond, après l'avoir touché au galvano-cautère ou à l'acide chromique, on applique tous les jours un peu de la solution précédente.

2° *cas*. S'il est volumineux, il faut employer les injections interstitielles (Darier, *Bull. de la Soc. franc. d'ophth*. Paris, 1894).

134. { Bleu de méthylène................ 1 gr. à 5 gr.
{ Eau distillée...................... 100 —

Indic. thér. Epithélioma conjonctival.

Mode d'emploi. On commence la cautérisation avec la solution à 1 o/o et on augmente progressivement son titre, jusqu'à pratiquer le pansement local avec la solution à 5 o/o (Fage, *Bull. de la Soc. franc. d'ophth*. Paris, 1893).

135. { Bleu de méthylène................ 10 gr.
{ Eau distillée..................... 100 —

Indic. thér. Ulcères cornéens.

Mode d'emploi. Attouchements locaux (Armaignac, *Soc. de médecine et de chirurgie de Bordeaux*, 12 octobre 1894).

136. { Bleu de méthylène................ 1 gr.
{ Eau distillée..................... 1000 —

Indic. thér. Conjonctivite diphtéritique avec ou sans complications cornéennes.

Mode d'emploi. Instillations toutes les

deux heures. Concurremmênt avec le traitement à la glycérine phéniquée, voir n° 34 (Sourdille, *Arch. d'ophth.* 1894).

137.
| Bleu de méthyle .... | 1 à 2 gr. |
| Eau distillée .... | 1000 gr. |

Mode d'emploi. Instillations.
Indic. thér. 1° Kératites (Petersen. *Wratch.* 1890).

2° Ulcères cornéens, même ceux survenant dans la région du limbe dans le cours d'une conjonctivite phlycténulaire (Panas, *Traité des maladies des yeux.* Paris, 1895).

138.
| Bleu de méthylène .... | 2 gr. |
| Eau distillée .... | 100 — |

Indic. thér. Abcès cornéens.
Mode d'emploi. Attouchements locaux le soir, lavage des yeux le matin (Gallemaerts, *Policlinique de Bruxelles*, 1895).

139. | Crayon bleu de méthylène.

Ind. thér. Ulcères cornéens.
Mode d'emploi. Attouchements locaux (Panas, *loc. cit.* 1395).

PYOKTANINES (Pyoktannins)

Sous le nom de *Pyoktaninum cœruleum* et *Pyoktaninum aureum*, M. E. Merck, fabricant de produits chimiques à Darmstadt, désignait dans son catalogue de mai 1890 des couleurs d'aniline, que M. Stilling (*Anilin farbstaffe als Antiseptica und ihre. Anwending in der Praxis*. Strasburg, 1890) présentait au monde savant et principalement chirurgical dans les termes les plus élogieux.

En oculistique, la *Pyoktanine bleue* (Pyoktaninum cœruleum) ne devait être employée que pour les affections oculaires graves (ulcères scrofuleux, blépharites, conjonctivites suppurantes, eczéma des paupières, phlyctènes, kératite parenchymateuse, iritis séreuse, choroïdite disséminée, énucléation dans le cours d'une ophthalmie sympathique).

La *Pyoktanine jaune* (Pyoktaninum aureum) *auramine* était indiquée dans les conjonctivites non suppurantes et dans les affections oculaires bénignes, telles que la blépharite non ulcérée. La solution produisait une action réfrigérante locale, utile dans les phlegmasies oculaires. Les formes pharmaceutiques conseillées étaient : les crayons fins, la poudre à 1 o/o et 2 o/o, la pommade à 2 o/o, la solution à 1 et 2 o/o, le coton hydrophile imbibé de pyoktanine à 1 o/o.

Au point de vue chimique, la pyoktanine bleue offre tantôt la formule $C^{24}H^{27}Az^3Cl$

ou $C^{25}H^{29}Az^{3}HCl$, dans le premier cas c'est donc un chlorhydrate de pentaméthylrosaniline, dans le second un chlorhydrate d'hexaméthylpararosaniline.

L'auramine est de composition toute différente, elle a été rangée dans la récente classification de O. Witt dans la classe des CÉTONIMIDES et colorants du diphénylméthane. Elle a pour formule chimique $C^{17}H^{23}Az^{3}OHCl$, c'est donc un chlorhydrate d'imido tétraméthyl dipara diamido benzophénone.

De nombreux travaux furent publiés sur la question ; vantées par les uns avec enthousiasme, traitées de substance sans aucune activité, les pyoktanines s'introduisirent toutefois dans la thérapeutique et l'on peut admettre les formules suivantes comme utiles, sinon indispensables :

140. { Pyoktanine jaune.................... 1 à 10 gr.
       { Eau distillée...................... 1000 gr.

Indic. thér. Catarrhe conjonctival sans forte suppuration.

Mode d'emploi. Instillations, une à plusieurs par jour (Stilling, *Revue générale d'ophthalmologie* 1890).

Rem. La solution doit être conservée dans des flacons noirs, parfaitement à l'abri de la lumière, et renouvelée tous les huit jours.

141. { Pyoktanine bleue .... 1 gr.
{ Eau distillée...................... 100 —

Mode d'emploi. Instillations.
Indic. thér. 1° Blépharites.
2° Conjonctivites suppurantes et surtout blennorrhagique.
3° Kératites (T. Hœffel, *Petersburg. méd. Woch*, 1890).

142. | Pyoktanine bleue en poudre.

Indic. thér. et mode d'emploi. Après ablation de l'œil pour sarcome de la choroïde ayant envahi le tissu orbitaire et le moignon du nerf optique, on saupoudre immédiatement après l'opération toute la surface de la cavité orbitaire avec une cuillerée à thé de pyoktanine bleue. On répète ce pansement plusieurs fois dans les quinze jours qui suivent l'intervention chirurgicale. Pas de récidive au bout d'un an (Von Schrœder, *Petersb. méd. Woch*. 1892).

143. { Pyoktanine bleue .... Q. s. pour coloration foncée du liquide suivant
{ Acide borique .... 0 gr. 50
{ Chlorure de sodium .... 0 — 15
{ — de zinc................ 0 — 05
{ Eau distillée...................... 100 —

Mêlez et filtrez.
Ind. thér. Obstruction des voies lacrymales.
Mode d'emploi. Massage prolongé. Au-

tant que possible le liquide doit pénétrer dans les voies lacrymales (Gould, *Sem. méd.* 1892).

145. | Pyoktanine bleue.................... 1 gr.
| Eau distillée....................... 1500 —

Mode d'emploi. Instillations.

Indic. thér. Kératite suppurative avec ou sans infection des voies lacrymales (Chibret, *Rec. d'ophth.* 1892).

VIOLET DE MÉTHYLE

C'est la plus antiseptique des couleurs d'aniline, ainsi qu'il résulte du travail de G. Sée et Moreau (*Médecine moderne*, 1890).

Il existe de nombreux violets de méthyle ($C^{20}H^{16}(CH^3)^3Az^3$, HCl dont le pouvoir antiseptique varie suivant la provenance et il est utile de s'adresser à de bonnes maisons de produits chimiques pour en obtenir un pur *dépourvu de phénol et d'arsenic* et ayant pour marque BB. Les solutions doivent être conservées à l'abri de la lumière.

145. | Violet de méthyle pur BB.......... 1 à 2 gr.
| Eau distillée...................... 1000 gr.

Mode d'emploi. Instillations.

Indic. thér. 1° Conjonctivites simples.

2° Dacryocystites.

3° Kératites d'origine microbienne (n'agit pas par exemple sur la kératite interstitielle).

N'a aucune action sur les affections du fond de l'œil.

Les solutions doivent être fraîches (Cordonnier, *Th. de Paris*, 1890).

4° Panophthalmie (Braunschweig, *Fortschritte der medicin*, 1891).

5° Eczémas palpébraux (Marchetti, *Riforma médica*; 1891).

146. { Violet de méthyle pur BB......... 2 gr.
{ Eau distillée...................... 100 —

Indic. thér. Blépharites.

Mode d'emploi. Après avoir nettoyé le bord des paupières avec une solution aseptique, on arrache les cils malades et on pratique tous les soirs un attouchement local avec un tampon de ouate trempée dans cette solution. On lave les yeux seulement le matin, avec soin, pour enlever avec toute trace de colorant l'aspect étrange qu'offrirait le malade (Gallemaerts, *Policlinique de Bruxelles*, 1894).

147. { Violet de méthyle pur BB......... 10 gr.
{ Eau distillée...................... 100 —

Mode d'emploi. Instillations.

Ind. thér. Ulcères cornéens (Armaignac, *Soc. de méd. et de chirurgie de Bordeaux*, 1894).

REMARQUE GÉNÉRALE SUR L'EMPLOI DES COULEURS D'ANILINE

Celles-ci étant généralement employées à

l'état de solution concentrée, produisent des taches cutanées très désagréables ; pour les enlever, il faut se servir de la solution suivante :

Alcool à 70°......................	3	parties.
Savon d'huile d'olives.............	1	—
Eau de roses	1	—

CRÉOLINE

Crésyl. Substance complexe dérivant de la créosote de houille, qu'on débarrasserait de tout son acide phénique, par la résine et la soude.

La créoline allemande est neutre au tournesol, tandis que la créoline anglaise est alcaline ; ce fait démontre que ce corps est de composition variable.

Lorsque l'on agite fortement la créoline allemande avec de l'eau, on a une émulsion qui est beaucoup moins stable que quand on opère avec la créoline anglaise ; c'est donc *celle-ci que l'on doit prescrire*, quand on désire se servir de créoline en émulsion.

C'est un antiseptique ni toxique, ni caustique.

148.	Créoline anglaise pure.	1 à 5 cuillerées à soupe.
	Eau distillée............	1 litre.

Indic. thér. Antisepsie de la peau et des instruments.

149. { Créoline pure...................... 1 gr.50
{ Craie préparée............... }
{ Axonge.......................... } ãã 15 —
{ Essence de menthe poivrée........ V gtt.

Indic. thér. Eczéma humide des paupiè-res.

Mode d'emploi. Appliquer une couche de cette pommade sur la partie malade 2 à 3 fois par jour (C. Rothe, *Sem. méd.* 1890).

150. { Créoline pure .... 2 gr.
{ Eau distillée.................... 100 —

Mode d'emploi. Irrigations.

Ind. thér. Trachome cicatriciel et Xérophthalmie (Katzaouroff, *Wratch*, 1891).

151. { Créoline pure.................... 1 gr.
{ Eau distillée.................... 100 —

Indic. thér. 1° Trachome avec pannus.

2° Conjonctivite en voie de rétraction cicatricielle.

Mode d'emploi. Instillations, alterner avec des instillations de sublimé à 1/400 (Eliasberg, *Gazette médicale d'Orient*, 1891).

COLLE A LA CRÉOLINE

Préparation. On ajoute à une solution de créoline à 3 o/o autant de gomme arabique qu'il le faut pour obtenir une colle dont la dessiccation soit rapide.

152. | Colle à la créoline.

Indic. thér. 1° Blépharites eczémateuses avec fissures à la commissure palpébrale.

2° Blépharites consécutives à ophthalmie phlycténulaire.

3° Blépharites secondaires au trachome.

Mode d'emploi. Après avoir nettoyé et asséché le bord palpébral, on recouvre les parties malades de cette colle que l'on tasse avec des petites compresses en toile et qu'on saupoudre avec le mélange suivant :

152 *bis.*
Amidon pulvérisé............	} āā	40 gr.
Haricots blancs pulvérisés..		
Iodoforme................	} āā	20 —
Acide borique.............		
Salol.....................		4 —

on fait alterner plusieurs fois de suite la colle et la poudre jusqu'à ce que l'on ait obtenu une couche protectrice solide et sèche (Wolfberg, *Sem. méd.* 1891).

CRÉOSOTE

Produit de la distillation du goudron de hêtre.

Une partie est soluble dans 350 p. d'eau, facilement soluble dans l'alcool, très peu soluble dans la glycérine.

153. | Créosote pure de hêtre.......... ogr.05

pour une pilule.

Ind. thér. Tuberculose iridienne.

Mode d'emploi. On débute par six pilules par jour et on augmente progressivement jusqu'à quinze pilules dans les 24 heures (o gr. 75 centigr.). Cette médication doit être longtemps continuée, ce n'est qu'au bout de deux semaines que l'on peut constater une amélioration, Il faut cinq mois environ pour obtenir la guérison complète (C. Quint, *Cent. f. prak Aug.* 1893).

154. { Créosote pure de hêtre .... 1 gr.
{ Glycérine........................ 10 —

Mode d'emploi. Topique.
Ind. thér. Conjonctivite purulente à type diphtéroïde (Panas, *Loc. cit.* 1895).

CUIVRE ET SES SELS

Cu inusité en ophthalmologie.

SULFATE DE CUIVRE

$So^4Cu + 5H^2o$. Cristaux solubles dans 4 p. d'eau, 3,33 de glycérine, insolubles dans l'alcool.

155. { Sulfate de cuivre................ 6 à 8 gr.
{ Eau distillée.................... 48 gr.

Ind. thér. Trachome.
Mode d'emploi. Instillation de 1 à 2 gouttes, tous les deux jours, à la surface des paupières éversées (Débagori-Mokriéwitch, *Wiestnik oftal.*, 1892).

156. { Sulfate de cuivre .... 1 gr.
{ Eau distillée .... 500 —

Ind. thér. 1° Conjonctivites catarrhales.
2° Conjonctivites folliculaires.
3° Conjonctivites granuleuses.
Mode d'emploi. Irrigations sous-palpébrales. Pour le modus operandi, voir n° 76 (Vacher, *Rec. d'ophth.* 1895).

D

DELPHINE

$C^{22}H^{35}Azo^6$. Alcaloïde des semences du *Delphinium staphisagria* (Renonculacées).

Cristaux solubles dans 500.000 p. d'eau, 20 p. d'alcool.

157. { Delphine........................ 0 gr.025
{ Extrait de gentiane............... 0 — 20

pour une pilule.

Ind. thér. Tic douloureux de la face.
Mode d'emploi. 1 à 2 pilules en 24 heures (Bocquillon-Limousin, *Formulaire des alcaloïdes et des glucosides.* Paris, 1894).

DIGITALE

Digitalis purpurea (Scrofulariacées).
pour 1 pilule.

158. { Poudre de feuilles de digitale.... 0 gr. 02
{ Poudre d'ipéca..................... 0 — 035
{ Extrait d'opium.................... 0 — 0025

Mode d'emploi. 4 à 6, en 24 heures.

Ind. thér. Goître exophthalmique. Au bout de quelques jours, l'amélioration est notable ; au bout de quelques mois, on a un état qui équivaut à une guérison (Dieulafoy, *Rec. d'ophth.* 1892).

DUBOISINE ET SES SELS

$C^{34}H^{23}Azo^6$. De même composition que l'hyoscyamine, identique d'ailleurs pour un grand nombre d'auteurs (en premier lieu Ladenburg) à cette substance, la duboisine est l'alcaloïde du *Duboisia myoporoïdes* (Solanées), c'est un mydriatique.

Cristaux déliquescents solubles dans 120 fois leur poids d'eau, très solubles dans l'alcool.

On emploie surtout le :

SULFATE NEUTRE DE DUBOISINE

Cristaux très solubles dans l'eau, l'alcool et l'éther.

Son action est plus énergique que celle de l'atropine, mais comme ce sel s'élimine plus lentement, il est nécessaire de ne le prescrire que pendant 8 à 10 jours de suite. Au bout de ce laps de temps, on doit interrompre la médication pour la reprendre ultérieurement.

159.
Sulfate neutre de duboisine...		
— — d'atropine.....	ãã	o gr. 10
Chlorhydrate de cocaïne.....		
Eau distillée....................		30 gr.

Mode d'emploi. Instillations.

Ind. thér. Mydriatique. La mydriase produite par cette formule est maxima (E. Berger, *Soc. de Biologie. Comptes rendus*,
1893).

	Sulfate neutre de duboisine...	$\widetilde{aa}$	o gr.o3
160.	— d'atropine		
	Chlorhydrate de cocaïne		2 —
	Eau distillée....................		190 —

Mode d'emploi. Instillations.

Indic. thér. Mydriatique aussi puissant
qu'une solution d'atropine à 1 o/o, bien que
la toxicité de ce collyre soit beaucoup moins
grande (E. Berger, *Loc. cit.* 1893).

E

EAU

161. | Eau bouillante.

Ind. thér. Sclérite rhumatismale diffuse.

Mode d'emploi. On trempe toutes les
20 minutes des compresses dans l'eau bouillante, on les applique sur le globe oculaire
et on les recouvre d'un enduit imperméable
(taffetas gommé ou gutta-percha laminée)
(Largeau, *Th. de Paris*, 1895).

Rem. Ce pansement constitue celui connu
sous le nom de *compresses chaudes* et
reçoit de nombreuses applications en théra-

peutique oculaire. M. le professeur Panas a souvent insisté sur son utilité.

ÉPHÉDRINE ET SES SELS

Alcaloïde extrait de l'*Ephedra vulgaris* (Gnétacées).

On emploie le :

CHLORHYDRATE D'ÉPHÉDRINE

Cristaux très solubles dans l'eau. — La solution ne s'altère pas à la lumière.

162.	Chlorhydrate d'éphédrine.........	1 gr.
	— d'homatropine......	0 — 01
	Eau distillée....................	10 —

Mode d'emploi. Instillations de 2 ou 3 gouttes dans le cul-de-sac conjonctival inférieur.

Ind. thér. Mydriatique de courte durée, ne paralysant pas le muscle ciliaire.

Il se produit une cuisson légère, au bout de 8 minutes la pupille commence à se dilater, au bout d'une demi-heure la mydriase est maxima, la dilatation décroît au bout d'une heure et la pupille 6 à 8 heures plus tard est revenue à ses dimensions normales (Groenow, *Dent. med. Woch.* 1895).

163.	Chlorhydrate d'éphédrine..........	0 gr. 50
	— d'homatropine.......	0 — 005
	Eau distillée....................	10 —

Mode d'emploi. Instillations.

Ind. thér. Bon mydriatique pour examen ophthalmoscopique.

La sensation de cuisson ne se produit pas, la dilatation commence 20 minutes plus tard, elle est maxima au bout de 40 minutes, elle décroît au bout de 50 minutes, et disparaît après 3 heures et demie.

Bien que la mydriase ainsi produite soit moins grande qu'avec le collyre précédent, elle est suffisante pour l'examen ophthalmoscopique et doit être préférée dans la généralité des cas, à cause de l'absence des phénomènes de cuisson du début (Groenow, *Deut. méd. Woch.* 1895).

ÉPONGE CALCINÉE

G. Spongia (Spongiaires).
Voir n° 7 (Valude, *Arch. d'ophth.* 1891).

ERGOTINE

Extrait aqueux de l'ergot de seigle (Mycelium du *Claviceps purpurea*, Champignons).

164. { Ergotine...................... } āā   5 gr.
     { Sulfate de quinine............ }

M. S. A. pour 50 pilules.
Mode d'emploi. 3 à 4 pilules par jour.
Ind. thér. Goître exophthalmique (Watkins, *Sem. méd.* 1890).

ERGOTININE

$C^{35}H^{40}Az^2O^6$. Alcaloïde du seigle ergoté ou ergot de seigle.

Cristaux insolubles dans l'eau, solubles dans 200 p. d'alcool et dans l'acide lactique en solution.

165.
{
Ergotinine...................... ogr.01
Acide lactique................... 0 — 02
Eau distillée de laurier-cerise ..... 10 —
}

(Formule de Tanret.)

Ind. thér. Mode d'emploi. 1° En injectant dans le corps vitré d'œil hydrophthalmique atteint d'une hémorrhagie abondante, ou dans un œil ayant un glaucome hémorrhagique, une goutte de cette solution, on peut avoir un résultat satisfaisant (Abadie, *Soc. d'ophth. de Paris*, 1891).

2° Injections hypodermiques à la tempe dans le glaucome hémorrhagique, soit à la période de rétinite hémorrhagique pour prévenir l'invasion du glaucome, soit à la période de glaucome confirmé (de Bourgon, *Th. de Paris*, 1892).

ÉRYTHROPHLÉINE

Alcaloïde de l'*Erythrophleum guineense* (Légumineuses).

Cristaux solubles dans l'eau et l'alcool.

. 166. *Ind. thér.* Anesthésique local (conjonctive et cornée).

L'anesthésie est plus longue à se produire qu'avec la cocaïne ou ses sels, mais elle est plus durable, quoique moins complète.

Comme ce corps est irritant et produit des phénomènes douloureux, on doit le rejeter de la thérapeutique oculaire en tant qu'anesthésique local (Panas, *Arch. d'ophth.* 1891).

ÉSÉRIDINE

Alcaloïde ($C^{15}H^{23}Az^3O^3$) joint à l'ésérine dans la fève de Calabar.

167. *Ind. thér.* Comme ésérine, mais action plus faible (Exposition internationale de Chicago 1893. Rapports publiés sous la direction de Camille Krantz, *Imprimerie Nationale*. Paris, 1894).

ÉSÉRINE ET SES SELS

$C^{15}H^{21}Az^{23}O^2$. Physostigmine-Calabarine.

Alcaloïde de la fève de Calabar, graine du *Physostigma venenosum* (Légumineuses).

Cristaux peu solubles dans l'eau, solubles dans l'alcool.

SULFATE NEUTRE D'ÉSÉRINE

Cristaux déliquescents solubles dans l'eau.

168. { Sulfate d'ésérine... .... 0 gr. 03
{ Eau distillée .... 10 —

Ind. thér. Nystagmus des mineurs.

Mode d'emploi. Instillation d'une goutte le matin, en se levant, d'une goutte l'après-midi et d'une goutte le soir en se couchant.

Il faut prendre en même temps à l'intérieur 0 gr. 003 milligr. à 0 gr. 005 milligr. de sulfate de strychnine (H. Romiée, *Sem. méd.* 1892).

169. { Sulfate d'ésérine.................. 0 gr. 05
{ Gélatine....................... Q. s.

Faire dissoudre, incorporer et obtenir avec de la gélatine fondue des plaques très minces qu'on divisera à l'emporte-pièce en petites rondelles contenant 1/25 de milligr. ou 1/100 de milligr.

Mode d'emploi. On place le petit disque dans le cul-de-sac conjonctival inférieur.

Ind. thér. Toutes celles bien connues des sels d'ésérine (Javal, *Bulletins de la Soc. Franç. d'ophth.* Paris, 1893).

170. { Sulfate d'ésérine..................... 1 gr.
{ Chlorhydrate de pilocarpine....... 2 —
{ Eau distillée................... 100 —

Ind. thér. Myotique très actif et très bien

supporté (E. Berger, *Comptes-rendus de la Société de biologie*, janvier 1893).

Rem. Le sulfate d'ésérine est un sel instable se décomposant à la lumière et très difficile à peser à cause de sa déliquescence, il vaut donc mieux prescrire le sel suivant d'ésérine.

SALICYLATE D'ÉSÉRINE

C'est un sel stable, bien défini, neutre, facile à peser et se conservant indéfiniment.

	Salicylate d'ésérine	0 gr. 50
171.	Glycérine neutre	80 —
	Eau distillée	20 —
	Acide borique	4 —

Ind. thér. et mode d'emploi. On applique cette solution sur l'œil dans le pansement des cataractes (de Wecker, *Arch. d'ophth.* 1890).

ESSENCES AROMATIQUES

Les huiles essentielles (produit de la distillation d'un très grand nombre de plantes aromatiques appartenant surtout à la grande famille des Labiées) constituent des antiseptiques d'une énergie extrême.

	Eau stérilisée	900 gr.	
	Alcool	100 —	
	Essence d'origan	0 —	13
172.	Eau de cannelle de Chine	0 —	18
	— — Ceylan	0 —	07
	— d'angélique	0 —	12
	— de vespétro	0 —	66
	— de géranium d'Algérie	0 —	11

Ind. thér. Antisepsie des pièces à pansement oculaire.

Mode d'emploi. Remplacer l'eau simple du stérilisateur de Koch par la formule précédente (Rolland, *Recueil d'ophth*. 1890).

171. { Essence de menthe............ }
     { — de cannelle.......... } āā   1 gr.
     { — d'anis.............. }
     { — de girofle........... }
     { Pétrole brut du Caucase........... 100 —

Ind. thér. et mode d'emploi. 1° Lupus des paupières. On se sert du composé précédent pour *tatouer* la lésion cutanée.

2° Trachome. — Ce liquide remplace les solutions de sublimé dans le traitement du trachome par le brossage. Voir n° 274.

3° Conjonctivites chroniques rebelles à tous les autres traitements. Dans ce cas, on pratique un badigeonnage sur les paupières éversées (Armaignac, *Soc. de méd. et de chirurgie de Bordeaux*, juin 1893).

ESSENCE DE TÉRÉBENTHINE

$C^{10}H^{16}$. Huile essentielle de térébenthine. Extraite du *Pinus maritima* (Conifères). Insoluble dans l'eau, peu soluble dans l'alcool.

Voir n° 42.

ÉTHER SULFURIQUE

C⁴H¹⁰O. Oxyde d'éthyle. Liquide soluble dans 9 p. d'eau, en toutes proportions dans l'alcool, insoluble dans la glycérine.

174. { Ether...................... } āā
     { Alcool..................... }

(Liqueur d'Hoffmann).
Ind. thér. 1° Névralgie faciale.
2° Névralgies rhumatismales de la tête.
Mode d'emploi. Injections hypodermiques de 1 gr. que l'on doit pratiquer le plus
près possible du siège du mal ou des points
d'irradiation douloureuse. On pratique un
massage assez prolongé pour étendre sur
la peau le liquide injecté et pour prévenir
la formation de noyaux indurés au point
où a pénétré l'injection.

Quelquefois une seule injection a suffi à
produire une guérison définitive, parfois il
a fallu la réitérer une ou deux fois. — En
outre de la sédation locale, ce traitement
exerce une action bienfaisante sur les troubles gastriques concomitants (Kums, *Sem.
méd.* 1890).

175. { Ether sulfurique............... 75 gr.
     { Acide phénique................. 0 — 30

Ind. thér. Anesthésie locale de la peau
et des tissus sous-jacents.

Mode d'emploi. Pulvérisations (Richardson, *Sem. méd.* 1891).

176. { Ether sulfurique.................... 100 gr.
{ Essence de pétrole .... 25 —

Ind. thér. Anesthésie locale de la peau et des tissus sous-jacents.

Mode d'emploi. On pulvérise le liquide sur le champ opératoire pendant 30 secondes et alors on fait des injections d'eau stérilisée, en continuant les pulvérisations jusqu'à ce que la surface cutanée devienne blanche (C. Schleich, *Sem. méd.* 1881).

177. { Chloroforme..................... 10 parties.
{ Ether sulfurique .... 15 —
{ Menthol........................ 1 —

Ind. thér. Anesthésie locale de la peau et des tissus sous-jacents.

Mode d'emploi. On pulvérise le liquide sur la région à opérer pendant une minute. L'anesthésie dure de 2 à 6 minutes (Dorbich, *in : Pacific. Drug and Physic.* 1895).

ÉTHYLCARBONATE DE PARACÉTAMIDOPHÉNOL

Poudre cristalline, assez soluble dans l'eau, peu dans l'alcool.

178. | Ethylcarbonate de paracétamidophénol 0 gr. 50

pour un cachet.

Ind. thér. Les névralgies des nerfs sus et sous-orbitaires produites par des affections des annexes pneumatiques des cavités nasales sont combattues par cette substance à la dose de o gr. 50 centigr. en 24 heures.

L'action analgésique se produit une demi-heure ou une heure après l'ingestion du médicament et persiste plusieurs heures (G. Treupel, *Sem. méd.* 1895).

EUPHORINE

Phényl uréthane. C'est un dérivé de l'aniline. Cristaux insolubles dans l'eau, solubles dans l'alcool.

179. | Euphorine......................... o gr.40

pour un cachet.

Mode d'emploi. 3 à 5 cachets en 24 heures.

Ind. thér. Névralgies des nerfs sus-orbitaires (T. Adler, *Sem. méd.* 1891).

180. | Euphorine en poudre.

Mode d'emploi. Topique.

Ind. thér. Zona. Analgésique (Cao, *Sem. méd.* 1892).

Rem. Ce topique appliqué au zona ophthalmique donne des résultats manifestes (de Bourgon, 1895).

EUROPHÈNE

Composé complexe obtenu en Allemagne en faisant agir de l'iode sur de l'isobutylorthocrésol en solution alcaline ; c'est donc un *iodure d'isobuthylorthocrésol* $C^{11}H^{16}O$. Poudre insoluble dans l'eau et la glycérine, soluble dans l'alcool, l'éther, le chloroforme et les huiles.

Son poids spécifique est cinq fois plus petit que celui de l'iodoforme.

181. { Europhène............ o gr. 10 à o gr. 05
{ Vaseline............... 10 —

Ind. thér. A toutes les propriétés de l'iodoforme et de l'aristol, tout en étant beaucoup plus soluble dans l'alcool et les huiles. Il faut remarquer que cette substance n'est active que sur une surface humide (Juan Santos, Fernandez, *Arch. of. ophthalmology*, 1892. — *Revue générale d'ophthalmologie*, 1891).

EXALGINE

Méthylacétanilide. $C^9A^{11}Azo$.

Cristaux peu solubles dans l'eau, très solubles dans l'eau *légèrement alcoolisée*.

<pre>
      (Exalgine.........................   1 gr.
) Rhum........................)
182.) Sirop simple.................) a̅a̅   50 —
      (Teinture de badiane............   1 —
      (Thé.........................   60 —
</pre>

Mode d'emploi. Une cuillerée à soupe toutes les 4 heures.

Ind. thér. Névralgie faciale (Desnos, *in :
La Pratique journalière des hôpitaux
de Paris*, par Lefert, Paris, 1892).

<pre>
183. | Exalgine.....................   c gr.20
</pre>

pour un cachet.

Ind. thér. Goître exophthalmique.

Mode d'emploi. De 1 à 3 cachets en 24 heures. Ne pas dépasser 4 à 5 cachets dans les 24 heures (*Rec. d'ophth.* 1894).

F

FLUORESCÉINE ET SES SELS

C'est l'anhydride de la phthaléine de la résorcine. $C^{20}H^{12}O^{5}$. Poudre cristalline peu soluble dans l'alcool, insoluble dans l'eau froide, soluble dans les alcalis avec lesquels elle donne des sels solubles.

<pre>
      (Fluorescéine...................   2 gr.
184.) Carbonate de soude.............   3 — 50
      (Eau distillée..................   100 —
</pre>

Mode d'emploi. Instillations.

Ind. thér. Comme, s'il existe une perte d'épithélium à la cornée ou à la conjonctive, la substance colorée s'infiltre par ce point en produisant une coloration durable, ce procédé est bon pour diagnostiquer :

1° Le manque d'épithélium cornéen (Kératites. Ulcères. Iritis séreuse. Glaucome aigu, etc.) ;

2° Une kératite récente, en la différenciant d'une macule cornéenne ancienne (cette dernière ne se colorant pas) ;

3° L'infiltration profonde des lames de la cornée qui, dans certains cas, peut être confondue avec l'hypopion ;

4° Un pinguécula dans le cours d'une conjonctivite, celui-ci pouvant être facilement pris pour une phlyctène (Thomalla, *Cent. f. p. Aug.* déc. 1889).

185.   { Fluorescéine...................... ogr.o5
        { Carbonate de soude............... o — 10
        { Eau distillée.................... 10 —

Mode d'emploi. Instillations.

Ind. thér. Parfois les corps étrangers des membranes externes de l'œil sont très difficiles à diagnostiquer ; l'emploi de cette solution permet de les différencier immédiatement des tissus vivants.

Le diagnostic ferme posé, l'extraction du corps étranger est beaucoup plus facile et souvent beaucoup plus complète qu'à l'ordinaire (Jackson, *Rec. d'ophth.*, 1892).

FLUORESCINATE DE SOUDE

Cristaux solubles dans l'eau.

186. { Fluorescinate de soude............ 0 gr.20
     { Eau distillée........................ 10 —

Mode d'emploi. Instillations.

Ind. thér. 1° Diagnostic des petites éraflures cornéennes.

2° Diagnostic des corps étrangers des membranes externes de l'œil.

3° Kératites superficielles (bulleuses, dendritiques, etc.).

4° Conjonctivite phlycténulaire. Ces deux groupes d'affections sont améliorés par l'emploi du collyre précédent (Fromin et Groenouw, *Alb. v. Gr. Arch. f. Aug.*, 1890).

FLUORESCINATE DE POTASSE

Cristaux solubles dans l'eau.

187. { Fluorescinate de potasse......... 0 gr.20
     { Eau distillée........................ 10 —

Mode d'emploi. Instillation.

Ind. thér. Le diagnostic exact des tissus sains et des tissus morbides dans le cas d'un ulcère de la cornée infiltré, par exemple, étant posé au moyen de ce procédé, l'intervention opératoire devient parfaite, puisque l'on peut *enlever tout* le tissu malade et *respecter tout* le tissu sain (Nieden, *Cent. f. prat. Aug.*, 1891).

FOIE

188. | Foie desséché réduit en poudre.

Ind. thér. C'est un spécifique de l'héméralopie essentielle. Dans les pays où elle règne à l'état épidémique, l'introduction du foie en grande quantité dans la nourriture journalière servirait à préserver de cette affection (Adamück, *Wiest. oft.*, 1892).

G

GAÏACOL

$C^7H^8O^3$. Retiré par distillation fractionnée de la créosote de hêtre, où il se trouve dans la proportion de 80 à 90 o/o.

Liquide peu soluble dans l'eau, très soluble dans l'alcool. Il doit être conservé à l'abri de la lumière.

189. { Gaïacol.......................... II gtt.
{ Chloroforme...................... X —

Mode d'emploi. Injections hypodermiques.

Ind. thér. Névralgie du nerf sus-orbitaire. L'injection doit être pratiquée au niveau de son émergence par le trou sus-orbitaire ; au bout de trois injections, la guérison est complète (J. M. Anders, *Sem. méd.*, 1895).

GALLATE BASIQUE DE BISMUTH

Voir n° 93.

GALLICINE

Ether méthylique de l'acide gallique. Cristaux solubles dans l'alcool, très peu solubles dans l'eau.

190. | Gallicine en poudre fine.

Mode d'emploi. Insufflation oculaire. On instille au préalable quelques gouttes d'une solution de cocaïne à 2 o/o, si l'on craint la sensation de cuisson fugace que donne l'introduction du médicament.

Ind. thér. 1° Conjonctivite catarrhale ;
2° Conjonctivite folliculaire ;
3° Kératite phlycténulaire ;
4° Suppurations du globe oculaire ;
5° Eczéma palpébral (Mellinger, Schiess, *Thérapeutique contemporaine*, 1895).

GÉLATINE

Gélatine médicamenteuse dosée

191. Ce procédé consiste à dissoudre ou à suspendre des substances médicamenteuses dans la gélatine qu'on étale en couche mince et qu'on divise en petites plaquettes correspondant à la dose que l'on veut obtenir (Almen-Limousin).

Les médicaments (sulfate neutre d'atropine, sulfate neutre d'ésérine, etc.) sont ainsi dosés d'une façon rigoureuse, se conservent indéfiniment et occupent moins de volume que les solutions, sans compter que l'on n'a pas à craindre comme avec ces dernières le bris des flacons, ce qui est à considérer en cas de voyage (Galezowski, *Soc. d'ophth. de Paris*, 1891).

GELSEMIUM SEMPERVIRENS ET GELSÉMINE

Jasmin de Caroline (Loganiacées). On emploie l'écorce de la racine.

192. | Teinture de gelsemium au 1/5.

Mode d'emploi. Usage interne, X à LXXX gouttes par jour dans un peu d'eau sucrée.

Ind. thér. 1º Névralgie faciale ;

2º Iritis rhumatismale ;

3º Irido-choroïdite ;

3º Staphylome antérieur (Crinon. *Loc. cit.*, 1895).

193.
{ Extrait de gelsemium.......... } ãã   4 gr.
{ Phénylsulfate de soude....... }
{ Eau distillée....................... 90 —

Ind. thér. Zona.

Mode d'emploi. Une cuillerée à café toutes les 2 heures.

En même temps, toutes les 2 heures, V gouttes de teinture de belladone, jusqu'à sécheresse de la peau (Beattié, *Sem. méd.* 1890).

GELSÉMINE

$C^{11}H^{19}Azo^2$. Alcaloïde extrait de l'écorce de la racine du Gelsemium sempervirens. Poudre amorphe, peu soluble dans l'eau, légèrement soluble dans l'alcool.

Localement c'est un mydriatique agissant plus rapidement que l'atropine, mais ayant une plus courte durée. On emploie surtout le :

CHLORHYDRATE DE GELSÉMINE

$C^{11}H^{19}Azo^2$ HCl. Cristaux solubles dans l'eau.

194.
{ Chlorhydrate de gelsémine......... 0 gr. 10
{ Sucre en poudre.................. 2 —

Pour 100 granules.

Mode d'emploi. Usage interne. Ne pas dépasser 6 granules, c'est-à-dire 6 milligrammes en 24 heures.

Ind. thér. Névralgie faciale (Bocquillon-Limousin, *Formulaire des alcaloïdes et des glycosides.* Paris, 1894).

GLÉDITSCHINE

195. Sténocarpine. Alcaloïde présumé du *Gleditschia triacanthos* (Légumineuses), doué d'une action mydriatique. Ce ne serait qu'un mélange de chlorhydrate de cocaïne, sulfate d'atropine et acide salicylique (Crinon, *Loc. cit.* Paris, 1895).

GLYCÉRINE

CH_2OH. Liquide soluble dans l'eau et l'alcool.

196. { Eau distillée.................... } āā
      { Glycérine .... }

Mode d'emploi. Pour massage.

Ind. thér. 1° Conjonctivites chroniques.

2° Affections toniques du tissu des paupières et des muscles reconnaissant un état général défectueux ou une application trop prolongée d'un bandeau compressif.

3° Trachome sec (Misséjevitch, *Wratch.*, 1891).

H

HELLÉBORÉINE

$C^{36}H^{44}O^{15}$. Glucoside extrait de la racine de l'*Helleborus niger* (Renonculacées) et de l'*Helleborus viridis* (Renonculacées).

Cristaux très solubles dans l'eau, moins solubles dans l'alcool.

197. { Helléboréine 0 gr.01
     { Eau distillée..................... XX gtt.

Mode d'emploi. Instillation dans le sac conjonctival.

Ind. thér. Anesthésie locale de la cornée et de la conjonctive sans mydriase. L'anesthésie est maxima au bout de 6 heures et dure 24 heures (Vittario et Elvidio, *in : Crinon. Loc. cit.*, 1895).

Rem. Ce médicament devrait être rejeté d'après Rommel, car il produit une injection conjonctivale et péricornéennne des plus intenses (Rommel, *Alb. v. Graef. Arch. für ophth.*, 1893).

HOMATROPINE ET SES SELS

$C^{16}H^{21}Azo^3$. Oxytoluyltropéine. Liquide

huileux produisant des cristaux peu solubles dans l'eau et cependant très hygrométriques, solubles dans les huiles.

198. { Homatropine........................... 0 gr.20
{ Huile de ricin........................ 10 —

Dissolvez à chaud (Martindale).

Mode d'emploi. Instillation dans le sac conjonctival.

Ind. thér. Détermination de la réfraction oculaire.

Cette huile dilate, en effet, rapidement la pupille et agit comme l'atropine en paralysant le muscle ciliaire. La dilatation est moins grande, ce qui est un avantage, dans le cas particulier. L'effet disparaît complètement au bout de 30 ou 34 heures, tandis que l'effet de l'atropine a plusieurs jours de durée (Starkey, *Congrès de la Société médicale américaine*, Washington, 1891).

DISQUES OPHTHALMIQUES

Ce sont de petits disques préparés comme il a été dit : n° 191.

199. { Homatropine...................... 0 gr.0012
{ Gélatine............................ Q. s.

Pour un disque.

Ind. thér. Détermination de la réfraction oculaire.

Mode d'emploi. On place un disque dans

le cul-de-sac conjonctival inférieur. Les changements dans la pupille et le muscle accommodateur se produisent beaucoup plus rapidement que quand on se sert d'une solution aqueuse (Wood, *Amer. Journ. ophth.*, 1891).

Rem. La détermination exacte de la réfraction ne peut être produite que par l'emploi successif de trois disques de Wood en une heure et demie. Au bout de 12 heures (*temps minimum*) à 48 heures (*temps maximum*), tout est rentré dans l'ordre (Stantard, *The annals of ophthalmology and otology*, 1893).

BROMHYDRATE D'HOMATROPINE

Cristaux solubles dans l'eau.

200. { Bromhydrate d'homatropine....... ogr.10
{ Eau distillée..................... 15 —

(Martindale.)

Mode d'emploi. Instillations locales.

Ind. thér. Même usage que l'homatropine (Pergens, *Ann. d'ocul.*, 1891).

CHLORHYDRATE D'HOMATROPINE

Cristaux solubles dans l'eau.

201. { Chlorhydrate d'homatropine....... ogr.10
{ Eau distillée..................... 10 —

Mode d'emploi. Instillations locales.

Ind. thér. Mêmes usages que l'homatropine (de Bourgon, 1895).

Rem. L'homatropine des disques de Wood n° 199 est souvent remplacée par les sels précédents.

HUILE DE BOULEAU

Betula alba (Castanéacées).

202. { Huile de bouleau............ } āā
       { —   d'olive................ }

Mode d'emploi. Enduire le bord des paupières fermées avec un pinceau tous les soirs.

Ind. thér. Blépharite squameuse rebelle (Fuchs, *Manuel d'ophthalmologie*. Paris, 1892).

HUILE DE CADE

Huile pyrogénée provenant de la distillation du bois des genévriers.

203. { Huile de cade...................   1 gr.
       { Vaseline......................   10 —

Mode d'emploi. Applications locales.

Ind. thér. Eczéma palpébral torpide (Trousseau, *in : Pratique journalière des hôpitaux de Paris*, par Lefert. Paris, 1892).

HUILE DE FOIE DE MORUE

204. | Huile de foie de morue blanche.

Ind. thér. Héméralopie essentielle.

Mode d'emploi. Une cuillerée tous les matins à jeun, pendant huit jours. Dès le troisième jour, il se produit une amélioration.

La guérison est complète en 10 ou 15 jours (Dumas, *Th. de Paris,* 1890).

HUILE DE GAULTHERIA

Gaultheria procumbens (Ericacées).

205 | Huile de gaultheria.............. XV gtt.

pour une capsule gélatineuse.

Mode d'emploi. Usage interne. Une capsule en 24 heures.

Ind. thér. Iritis gonorrhéique (Fuchs, *Loc. cit.,* 1892),

HUILE DE HÊTRE

Fagus sylvatica (Castanéacées).

206. { Huile de hêtre................ } āā
{ —   d'olive............... }

Mode d'emploi. Enduire avec un pinceau le bord des paupières fermées, tous les soirs.

Ind. thér. Blépharite squameuse rebelle (Fuchs, *Loc. cit.*, 1892).

HUILE D'OLIVE

Olea europea (Oléacées). Huile extraite du péricarpe, des feuilles et de l'écorce. V. n° 202.

HUILE DE SCHAULMOOGRA

Huile de chaulmoogra. Extraite des semences du *Gynocardia odorata* (Bixacées).

207. | Huile de schaulmoogra.

Mode d'emploi. De XXX à CD gouttes par jour, soit sous forme de capsules contenant chacune VIII à X gouttes d'huile, soit dans du lait (ce qui est la forme pharmaceutique préférable chez les enfants).

Ind. thér. Lèpre oculaire (formes tuberculeuse et anesthésique).

Il faut continuer le traitement pendant un an quelquefois (Bègue, *Th. de Paris*, 1889. — Panas, *Traité des maladies des yeux*. Paris, 1895).

ACIDE GYNOCARDIQUE

Comme l'huile de schaulmoogra produit

parfois des nausées, il vaut mieux employer cet acide retiré de l'huile du *Gynocardia odorata*.

$$208. \begin{cases} \text{Acide gynocardique.} \ldots\ldots\ldots\ldots & \text{ogr.025} \\ \text{Extrait de gentiane} \ldots\ldots\ldots \\ \quad\text{—}\quad \text{de houblon} \ldots\ldots\ldots \end{cases} \overline{aa} \quad \text{o} - \text{o75}$$

pour une pilule.

Mode d'emploi. 20 pilules par jour ; on peut augmenter la dose jusqu'à 120 pilules par jour.

Ind. thér. Lèpre oculaire.

HUILE DE TAMAQUARY

Huile extraite d'un arbre de la province des Amazones (Ternstrœmiées).

$$209. \begin{cases} \text{Huile de tamaquary} \ldots\ldots\ldots & \text{o gr.40} \\ \text{Vaseline blanche} \ldots\ldots\ldots & \text{10} - \end{cases}$$

Mode d'emploi. Appliquer directement sur la cornée, avec un pinceau fin, quelques parcelles de cette pommade et pratiquer ensuite un léger massage de la cornée, à travers la paupière supérieure.

Ind. thér. 1° Kératites et surtout kératite interstitielle.

2° Taies cornéennes (Mello Vianna, *A medicina contemporanea,* 1892).

HYDRONAPTHOL

$C^{10}H^8O$. Nom impropre de l'*oxynaphthol* ou l'*oxynaphthaline*.

Lamelles solubles dans 1000 p. d'eau, 4 p. d'alcool.

210. { Hydronaphthol...................... 40 gr.
{ Eau alcoolisée .... 1000 —

Ind. thér. Antisepsie des instruments oculaires (Swanzy, *in* : Laudolt, *L'opération de la cataracte de nos jours. Arch. d'ophth.*, 1892).

211. { Hydronaphthol 0 gr.01
{ Vaseline........................... 8 —

Mode d'emploi. Onctions répétées des conjonctives, avec application de compresses chaudes.

Ind. thér. Période de rétraction du trachome chronique (Johnson, *Arch. of. ophth.* Tom. XIX, 2 et 3).

HYDROQUINONE

$C^6H^6O^2$. Cristaux très solubles dans l'alcool et l'eau.

212. { Solution d'alcaloïde pour collyre.. 100 gr.
{ Hydroquinone..................... 1 —

Ind. thér. Antisepsie des collyres. Cette dose très antiseptique est la dose limite pour l'œil humain (E. Franke, *Alb. v. Graef. Arch. für Aug.*, 1891).

HYGRINE

Alcaloïde retiré des feuilles de la coca (*Erythroxylum coca*) dans les résidus de la préparation de la cocaïne.

Liquide alcalin.

213. *Ind. thér. et Mode d'emploi.* Produit en instillation oculaire une dilatation de la pupille au moins égale à celle résultant de l'action de l'atropine, mais beaucoup moins persistante et qui cède immédiatement devant l'action antagoniste de l'ésérine.

N'est pas anesthésique.

HYOSCYAMINE

$C^{15}H^{23}Azo^3$. Alcaloïde provenant des semences d'*Hyoscyamus niger* et *Hyoscyamus albus* (Solanées).

D'après certains auteurs et principalement Ladenburg, ce corps serait identique à la duboisine.

Cristallisable, déliquescent, soluble dans 120 fois son poids d'eau, très soluble dans l'alcool.

214. { Hyoscyamine .... o gr.o5
{ Eau distillée........................ 20 —

Mode d'emploi. Instillations.
Ind. thér. Mydriatique.

SULFATE NEUTRE D'HYOSCYAMINE

Cristaux très solubles dans l'eau et l'alcool.

215. { Sultate neutre d'hyoscyamine 0gr.05
{ Eau distillée.................... 10 —

Mode d'emploi et Ind. thér. Comme pour l'hyoscyamine.

Rem. L'hyoscyamine s'accumulant dans l'organisme, il faut suspendre son emploi au bout d'une quinzaine de jours.

HYOSCINE

$C^{34}H^{25}Azo^{6}$. Alcaloïde de la jusquiame (*Hyoscyamus niger*. Solanées).
Liquide huileux. Mydriatique.
Chlorhydrate d'hyoscine. Cristaux solubles dans l'eau.

215 bis. { Chlorhydrate d'hyoscine........ 0gr.01
{ Eau............................ 10 —

Ind. thér. Tic douloureux de la face.
Mode d'emploi. Injection hypodermique. Chaque seringue de Pravaz contenant un milligramme de chlorhydrate d'hyoscine, il faut injecter deux fois en 24 heures IV gouttes de cette solution, c'est-à-dire chaque fois *un cinquième* de milligr. de substance active.

On fait alterner quatre jours de traitement avec quatre jours de repos (Lannois et Pont, *Sem. méd.*, 1895).

I

ICHTHYOL

Sulfoichthyolate de soude. Sulfoichthyolate d'ammoniaque.

En distillant certaines roches bitumineuses du Tyrol provenant de la décomposition de matières animales et principalement de poissons, on obtient une matière qui, traitée par l'acide sulfurique concentré et neutralisée ensuite par la soude ou l'ammoniaque, constitue le produit appelé *Ichthyol*. Selon que l'on emploie de la soude ou de l'ammoniaque, l'ichthyol est un sulfoichthyolate de soude ou d'ammoniaque.

Le plus employé est celui d'ammoniaque.

Corps ayant l'aspect du goudron, soluble dans l'eau, dans un mélange d'alcool et d'éther, miscible en toutes proportions aux graisses et aux huiles.

La formule serait $C^{56}H^{36}S^6Na^4O^{12}$.

215 ter.

Ichthyol	6 gr.
Lanoline..........................	10 —
Axonge benzoïnée............	20 —
Eau distillée.....................	24 —

Mode d'emploi. Topique.

Ind. thér. Brûlures, acné, eczéma, lupus, etc.

Exerce une action rafraîchissante utile dans la plupart des dermatoses (Unna, *Sem. méd.*, 1890).

216. { Ichthyol 0 gr.50
{ Pommade d'oxyde de zinc.......... 10 —

Mode d'emploi. Application sur le bord des paupières fermées.

Ind. thér. Blépharites à forme squameuse (Gradle, *Med. News*, 1890).

217. { Ichthyol..................... 0 gr.20 à 0 gr.50
{ Poudre d'amidon....... } āā 10 —
{ Oxyde de zinc .... }
{ Vaseline.................... 25 —

Mêlez très exactement.

Mode d'emploi. Application sur la conjonctive palpébrale, avec un petit pinceau.

Ind. thér. Conjonctivite chronique des eczémateux.

Si la pommade est bien faite, la cuisson produite par l'application du médicament est très légère et de courte durée (Von Sehlen, *Sem. méd.*, 1894).

218. { Ichthyol...................... } āā 20 gr.
{ Eau distillée................. }

Ind. thér. 1° Iritis tuberculeuse.

2° Choroïdite tuberculeuse.

Mode d'emploi. IV gouttes, 3 fois par jour, avant les repas (*Usage interne*). On augmente graduellement la dose d'une goutte, jusqu'à ce que l'on ait atteint le maximum désiré, c'est-à-dire XXXX gouttes, trois fois par jour (120 gouttes en 24 heures). Cette médication doit être continuée au moins pendant une année.

Pour éviter tout phénomène d'irritation du tube gastro-intestinal, il faut administrer l'ichthyol dans une grande quantité d'eau, au moins un demi-verre à Bordeaux chaque fois et de préférence un demi grand verre à pied (Galezowski, *Rec. d'ophth.*, 1894).

219. { Sulfo-ichthyolate d'ammoniaque................................ 0 gr. 10 à 0 gr. 15
{ Lanoline............................ 10 —

Mode d'emploi. Application sur le bord des paupières.

Ind. thér. Blépharite ciliaire (F. Rho, *Giornale medico del 2° Esercito e della 2° Marina*, 1894).

220. { Sulfo-ichthyolate d'ammoniaque................................ 0 gr. 15 à 0 gr. 20
{ Eau distillée et stérilisée... 10 —

Mode d'emploi. Instillations conjonctivales.

Ind. thér. 1° Conjonctivite catarrhale.
2° Conjonctivite phlycténulaire (F. Rho, *Loc. cit.*, 1894).

IODE ET COMPOSÉS IODÉS

I. Corps métallique soluble dans 7000 p. d'eau, 52, 63 p. de glycérine, 12 p. d'alcool, dans les huiles, les graisses, la vaseline et dans une solution d'iodure de potassium.

221.
{ Teinture d'iode...................... 5 gr.
{ Iodure de potassium................ 0 — 25
{ Eau distillée........................ 5 —

Ind. thér. Décollement de la rétine.

Mode d'emploi. On ponctionne la sclé-rotique au lieu du décollement et après écoulement du liquide, on injecte une goutte à une goutte et demie du liquide précédent entre le corps vitré décollé et la rétine (Abadie, *Ann. d'ocul.* déc. 1889). — Schœler, *Berlin. Klin. Woch*, 1890. — Dubarry, *Th. de Paris*, 1890).

222.
{ Teinture d'iode..................... 1 gr.
{ Iodure de potassium............... 4 —
{ Eau distillée....................... 200 —

Ind. thér. Kératites.

Mode d'emploi. Pulvérisations. Si la kératite est douloureuse, on instille au préalable quelques gouttes d'une solution de cocaïne à 1 pour 10 ou 1 pour 20 (Bedoin, *Bulletin de thérapeutique*, 1890).

223. | Teinture d'iode pure.

Ind. thér. et Mode d'emploi. 1° Décollement de la rétine consécutif à des hémorrhagies répétées dans le cours d'une rétinite proliférante. On pratiqua des injections *loco læso* de 3 à 4 gouttes de teinture d'iode. Comme le résultat obtenu fut bon, on répéta les injections (Pflüger, *Correspondenz blatt für schweiz. Aerzte*, 1890).

2° Ulcère cornéen. Tous les jours ou deux fois par jour, on touche l'ulcère cornéen avec un peu de coton imbibé de teinture (Chibret, *Recueil d'ophth.*, 1891).

······ite irienne. Cette affection est ré ···········ments ordinaires de l'iritis ; ···········n résultat en traçant sur la ···········circonférence étroite (Dia *la Soc. franç. d'ophth.* ·············

4° Ténonite. Badigeonnages des deux paupières tous les matins pendant 5 jours avec une seule couche de teinture d'iode (Puech, *La Clin. ophth.*, 1895).

224. { Teinture d'iode................ { āā 5 gr.
     { Glycérine..................... {

Ind. thér. Décollement rétinien.

Mode d'emploi. Injection intra oculaire, *loco læso* (Cofler, in Panas, *Traité des maladies des yeux*. Paris, 1895).

TRICHLORURE D'IODE

ICl^3. Corps cristallisable, déliquescent, so

luble dans l'eau, décomposable par l'alcool.

225.
$\left\{\begin{array}{l}\text{Trichlorure d'iode}\dots\dots\dots\dots\dots \quad \text{1 gr.} \\ \text{Solution physiologique de chlorure} \\ \quad \text{de sodium à o gr. o6 o/o}\dots\dots\dots \quad 10 - \end{array}\right.$

Sert à préparer tous les jours des solutions diluées au $\dfrac{1}{10.000}$, $\dfrac{1}{5000}$, $\dfrac{1}{2000}$, $\dfrac{1}{1000}$.

INJECTIONS SOUS-CONJONCTIVALES

Pour le *modus operandi*, voir n° 288.

Ind. thér. 1° Cataractes traumatiques où, par suite d'infection de la chambre antérieure, la désinfection est nécessaire. On emploie dans ce cas les solutions au $\dfrac{1}{5000}$, $\dfrac{1}{2000}$ et même, dans les cas très graves, au $\dfrac{1}{1000}$.

2° Conjonctivites folliculaires.

3° Affections pustuleuses graves. — Ulcus serpens.

4° Infections intra-oculaires (Pflueger, *Bull. de la Soc. franç. d'ophth.* Paris, 1892).

5° Processus infectieux du fond de l'orbite.

On injecte alors dans la cavité de la capsule de Ténon la solution au $\dfrac{1}{10.000}$ (Zieminski, *Congrès des médecins et naturalistes polonais*, 1891).

6° On injecte sous la conjonctive, deux fois par semaine, une seringue entière de trichlorure d'iode au $\dfrac{1}{2000}$.

Ces *injections massives* sont bonnes dans les affections suivantes : irido-cyclite sympathique aiguë ou chronique.

7° Kératite trachomateuse (Pflueger, *Ann. d'ocul.*, 1893).

8° Irido-choroïdite avec opacités du corps vitré.

9° Rétino-choroïdite maculaire.

10° Choroïdite disséminée (Pflueger, *Bull. de la Soc. franç. d'opth.*, 1891. — Coppez, *Ann. d'ocul. Loc. cit.*, 1893).

Rem. Ces résultats ont été confirmés par Rogman, *Bull. de la Soc. franç. d'ophth.*, 1891. — *Ann. d'ocul.*, 1893. — Coppez, *La Clinique*, 1893, etc.).

Lavages oculaires

Ind. thér. 1° A la dose de $\dfrac{1}{5000}$, la solution de trichlorure d'iode est un bon antiseptique local utile dans le traitement de la conjonctivite folliculaire.

2° Trachome (Schneller, *Alb. v. Graef. Arch. f. Aug.* 1892).

Rem. Pour l'œil humain, la limite de la solution du trichlorure d'iode doit être 1 pour 2000. Des solutions plus concentrées produisent de l'irritation oculaire douloureuse. C'est donc cette dose qui doit servir pour antiseptiser les collyres (E. Franke, *Alb. v. Graef Arch. f. A.*, 1891).

IODURE DE POTASSIUM

KI. Soluble dans 0,8 p. d'eau, 18 p. d'alcool, 2 p. 5 de glycérine. Cristaux.

226. { Iodure de potassium............... 25 gr.
{ Sirop d'écorce d'orange amère.... 500 —

Chaque cuillerée à soupe contient 1 gr. d'iodure (Dujardin-Beaumetz).

Ind. thér. Artérites cérébrales syphilitiques.

Mode d'emploi. A l'onguent mercuriel en frictions, on associe l'iodure de potassium à la dose de 6 gr. le premier jour, de 8 gr. le lendemain et l'on augmente tous les jours de 2 gr. jusqu'à ce que l'on soit arrivé au maximum de 16 à 18 gr. en 24 heures (Chibret et Klippel, *Revue de médecine*, sept. 1894).

227. { Iodure de potassium............... 15 gr.
{ Glycérine........................ 30 —
{ Biodure d'hydrargyre............. 0 — 10
{ Sirop de quinquina.............. 300 —

Mode d'emploi. Usage interne, 2 à 6 cuillerées à soupe par jour.

Ind. thér. 1º Kératite interstitielle.

2º Manifestations oculaires de la syphilis (de Lapersonne, *Maladies des paupières et des membranes externes de l'œil*. Paris, 1893).

228.
Iodure de potassium	25 gr.
Sirop simple	350 —
Anisette de Bordeaux	150 —

Mode d'emploi. Par cuillerées à soupe avant le repas.

Ind. thér. Indiquée chez les malades qui ont de la répugnance à absorber les médicaments, cette formule aurait un goût agréable et masquerait très bien la saveur désagréable de l'iodure de potassium (*Formulaire de la Gazette des hôpitaux de Toulouse*, 1895).

IODURE DE RUBIDIUM

Cristaux solubles dans l'eau.

229.
Iodure de rubidium	0gr.10
Eau distillée	10 —

Mode d'emploi. Instillations dans le sac conjonctival.

Ind. thér. Les mêmes que le collyre d'iodure de potassium à 1 pour 100.

Il est tout à fait neutre, facilement absorbé par la muqueuse de l'œil et produit bien moins d'accidents d'iodisme que l'iodure de potassium (Galezowski, *Rec. d'ophth.*, 1895).

IODURE DE SODIUM

$NaI + 4H^2O$. Cristaux solubles dans 185 p. d'eau, très solubles dans l'alcool.

230. { Iodure de sodium................ 20 gr.
{ Eau distillée .... 300 —

(Formule de Huchard).

Mode d'emploi. Une cuillerée à soupe par jour.

Ind. thér. Spécifique de la névralgie sus-orbitaire décrite par Benedikt (de Vienne) *Névralgie probablement infectieuse survenant à l'époque de transition de l'hiver en printemps (Sem. méd.,* 1891).

231. { Iodure de sodium................ ogr.25
{ Vaseline........................ 10 —

Ind. thér. 1° Kératites.
2° Sclérite et Episclérite.
Mode d'emploi. Topique (Von Reus-Goldzieher *Congrès des naturalistes et médecins allemands,* 1894).

IODOFORME

CHI^3. Insoluble dans l'eau, soluble dans 80 p. d'alcool, soluble dans les huiles fixes et volatiles, insoluble dans la glycérine.

232. [Iodoforme très finement pulvérisé.. 10 gr.

Mode d'emploi et Ind. thér. 1° Kératite phlycténulaire chez les enfants (Decaux, *Th. de Paris*, 1890).

Topique. On fait suivre l'application locale d'un pansement occlusif humide.

2° Prophylactique de l'ophthalmie des nouveau-nés. Au moment de la naissance, on essuie les yeux du nouveau-né avec une boulette de coton hydrophile imbibé d'un liquide antiseptique quelconque et l'on insuffle sur le globe oculaire une petite quantité de poudre d'iodoforme (Valude, *Comptes rendus de l'Académie de médecine*, 1891. — Tarnier, *De l'asepsie et de l'antisepsie en obstétrique*. Paris, 1894).

233.
{ Iodoforme finement pulvérisé.. ...   1 gr.
{ Vaseline...........................   10 —

Mode d'emploi. Topique.

Ind. thér. Cicatrisant des ulcères inflammatoires lorsque les phénomènes inflammatoires ont commencé à disparaître (Delens, *Loc. cit.*, 1891).

234.
{ Iodoforme finement pulvérisé......   0 gr.20
{ Vaseline........................ ....   10 —

Mode d'emploi. Topique local, deux fois par jour, combiné à des irrigations chaudes thébaïsées.

Ind. thér. Conjonctivite pseudo-membraneuse catarrhale, surtout quand il y a complication d'ulcères cornéens (Valude, *Ann. d'ocul.*, 1894).

235.	Iodoforme finement porphyrisé.....	o gr.50
	Vaseline...........................	10 —

Mode d'emploi. Topique cicatrisant.

Ind. thér. Ulcère cornéen consécutif à l'ophthalmie purulente (Valude, *Les ophthalmies des nouveau-nés*. Paris, 1895).

236.	Iodoforme.................	o gr.10
	Sucre de lait.............	o — o5
	Mucilage..................	Q. s.

pour une pilule (Bouchardat).

Mode d'emploi. 2 à 4 pilules en 24 h. (Usage interne).

Ind. thér. Manifestations tuberculeuses de l'appareil oculaire (Valude, de Bourgon, 1859).

237.	Iodoforme...............	o gr.20
	Café en poudre	o — 40

Pour un cachet.

Mode d'emploi. Usage interne. Un à deux cachets par jour.

Ind. thér. 1° Tuberculose conjonctivale.

2° Tuberculose iridienne.

3° Localisation tuberculeuse dans l'appareil oculaire (Panas, *Traité des maladies des yeux*. Paris, 1895).

Rem. L'iodoforme ayant une odeur désagréable, on peut employer la formule suivante destinée à masquer son odeur :

238. { Iodoforme......................... 2 parties.
      { Café pulvérisé..................... 1 —

(Dujardin-Beaumetz.)

IODOL

$C^8HI^4Az.$ Tétra-iodure de pyrrol. (Le
pyrrol provient de l'huile animale de
Dippel.)

Poudre amorphe insoluble dans l'eau, la
glycérine, soluble dans l'alcool et les huiles.
Renferme de 80 à 90 o/o d'iode.

C'est un succédané de l'iodoforme.

239. { Iodol............................. 2 gr.
      { Vaseline.......................... 10 —

Mode d'emploi. Topique local.

Ind. thér. 1° Blépharites simple ou ulcéreuse.

2° Conjonctivites chroniques.

3° Trachome.

4° Kératite phlycténulaire (Trousseau
in : Crinon, *Loc. cit.* Paris, 1895).

240. (Iodol............................. o gr.50
) Oxyde jaune de mercure.......... o — 10
) Vaseline.......................... } ãã 5 —
      (Lanoline..........................

6.

Mode d'emploi. Topique local.

Ind. thér. 1° Ulcérations cornéennes en voie de cicatrisation.

2° Taies cornéennes (de Bourgon, 1895).

IPÉCACUANHA

Cœphelis ipecacuanha (Rubiacées). On emploie la racine.

Voir n° 158.

IRIS DE FLORENCE

Iris florentina (Iridées). La partie employée est le rhizome.

Voir n° 263 *bis*.

ISOCOCAÏNE

$C^{18}H^{23}Azo^4$. C'est un alcaloïde artificiel (Benzoate d'isoéthylecgonine).

241. *Ind. thér.* Analogues à celles de la cocaïne.

Anesthésique local plus rapide que la cocaïne, mais beaucoup plus irritant (Bocquillon-Limousin, *Formulaire des alcaloïdes et des glucosides.* Paris, 1894).

J

JABORANDI

Pilocarpus pinnatus (Rutacées). De la tige et des feuilles on extrait la pilocarpine.

PILOCARPINE

$C^{11}H^{16}Az^2 O^2$. Poudre amorphe peu soluble dans l'eau, soluble dans l'alcool.

On emploie surtout ses sels et principalement l'azotate.

AZOTATE DE PILOCARPINE

242. { Azotate de pilocarpine............ 0 gr.05
{ Eau distillée bouillie............... 10 —

(Dujardin-Beaumetz.)
Mode d'emploi. Instillations.
Ind. thér. Guérison, en dix mois, d'un glaucome aigu (Faber, *Congrès de la Société Néerlandaise d'ophthalmologie*, mai 1894).

243. { Azotate de pilocarpine............ 0 gr.20
{ Vaseline......................... 10 —

Mode d'emploi. Topique. 3 fois par jour pendant 6 à 18 mois.
Ind. thér. Kératocone (Panas, *Traité des maladies des yeux*. Paris, 1895):

JEQUIRITY

Abrus precatorius (Légumineuses-Papilionacées). On emploie les graines.

244. { Graines entières concassées........ 20 gr.
{ Eau distillée...................... 500 —

On fait macérer à froid pendant 24 heures.

Ind. thér. Conjonctivite granuleuse. Produit une conjonctivite purulente substitutive.

Mode d'emploi. Le premier jour, on instille une seule goutte. Si la réaction est insuffisante, le lendemain on instille deux gouttes. Si une action tout à fait énergique est nécessaire, on pratique le surlendemain une troisième inoculation en brossant les conjonctives avec un linge imbibé du liquide jequiritique et tendu sur l'index (E. Michel, *Arch. of. opht.*, 1892).

245. { Graines concassées................ 17 gr. 50
{ Eau distillée...................... 500 —

Faire macérer à froid pendant 24 heures.

Mode d'emploi. Attouchements, 2 ou 3 fois par jour, avec un pinceau, de la conjonctive éversée de la paupière supérieure.

Ind. thér. Conjonctivite granuleuse (Fuchs, *Manuel d'ophthalmologie*. Paris, 1892).

Le résultat est surtout bon quand le trachome est compliqué de kératite vasculaire (Emerson, *Société médicale de l'État de New-York*, 17 fév. 1893).

Rem. Le macéré de graines de jequirity doit être préparé tous les jours.

246. { Graines entières de jequirity très finement pulvérisées.

Mode d'emploi et Ind. thér. 1° Pannus cornéen. Application locale (Panas, *Arch. d'ophth.*, 1892).

2° Conjonctivite granuleuse simple ou compliquée de kératite.

On applique la poudre de jequirity pendant une minute et on enlève minutieusement toute la poudre avec un lavage antiseptique.

Il se produit du larmoiement avec œdème des paupières et de la conjonctive qui cède à l'usage continué pendant quelques jours de lavages antiseptiques renouvelés plusieurs fois en 24 heures (Santos Fernandez, *Cronica medico-quirurjica de la Habana*, 1894).

L

LACTIQUE (Acide)

Voir n°s 22-23-37-165-362.

LAIT

247. | Lait bouilli et refroidi.

Mode d'emploi. Instillations fréquentes.
Ind. thér. Xérosis spontané parenchy-
mateux de la conjonctive (Wicherkiewicz,
Nowixy Lekarskie, n°s 6 et 7. 1890).

248. | Régime lacté.

Ind. thér. Décollement de la rétine. Les
autres moyens classiques ne doivent pas
être négligés, tels que le repos au lit, etc.
(Galezowski, *Ann. d'ocul.* 1891).

LACTATE DE ZINC

Voir n° 410.

LANOLINE

248 *bis.* Ether cholestérique extrait du
suint de la laine du mouton.
Ayant la consistance de l'axonge neutre, la lanoline absorbe une fois son poids
d'eau et le double de son poids de glycérine,
ne rancit pas, est très assimilable et éteint
le mercure. Elle est miscible à tous les corps
gras.

Tubes de lanolines médicamenteuses

Ce sont des tubes analogues à ceux que

possèdent les peintres pour contenir les couleurs à l'huile.

Le pansement oculaire est donc très facile et même la lanoline médicamenteuse peut être appliquée, si besoin est, directement sur la cornée (Ward Cousins, *Congrès de l'Association médicale britannique. New Casle-on-Tyne. Août 1893).*

LITHINE

Li^2O existe à l'état de *carbonate* dans les eaux minérales de Carlsbad, Kissingen, Kreuznach, Kissingen, Pyrmont, Gettysburg, etc.

249. | Eau minérale lithinée.

Mode d'emploi. Variable suivant la source.

Ind. thér. Glaucome lié à la diathèse goutteuse (Richey, *Le principal facteur de la production du glaucome est constitutionnel. Ann. d'ocul.* 1893).

CARBONATE DE LITHINE

CO^3Li^2. Cristaux solubles dans 100 p. d'eau.

250.	Carbonate de lithine..........	‾aa‾	3 gr.
	Benzoate de soude............		
	Extrait de stigmates de maïs........		6 —
	Huile essentielle d'anis...........		III gtt.

pour 60 pilules (Formule de Huchard).

Mode d'emploi. Usage interne, deux en 24 heures, c'est-à-dire o gr. 10 centigr. de carbonate de lithine.

Ind. thér. Sclérite dépendant de ` athèse urique (de Lapersonne, *Maladies des paupières et des membranes externes de l'œil*. Paris, 1893).

SALICYLATE DE LITHINE

$C^7H^5O^3Li$. Soluble dans l'eau et l'alcool.

251. $\left\{\begin{array}{l}\text{Salicylate de lithine}\dots\dots\dots\dots\dots\ \ 40\ gr.\\ \text{Eau distillée}\dots\dots\dots\dots\dots\dots\dots\ 2000\ —\end{array}\right.$

Ind. thér. Sclérite.

Mode d'emploi. On place les deux litres d'eau dans un réservoir communiquant avec une œillère. Cette œillère reçoit le pôle d'un courant constant, tandis que l'autre pôle est sur le nerf grand sympathique (Joseph Narsa, *Arch. of. ophth*. 1893).

LISTÉRINE

252. Composé complexe employé en Amérique par quelques oculistes pour l'antisepsie des instruments et de la peau.

Acide benzoïque.........................	8	gr.
Thymol..................................	2	—
Eucalyptol..............................	X	gtt.
Essence de wintergreen..............	VI	—
— menthe.................	II	—
— thym	II	—
Alcool.................................	180	gr.

Après dissolution dans l'alcool, ajoutez :

Borate de soude..................	8 gr.
Acide borique....................	16 —
Eau	Q. s. p. 1 litre.

LORÉTINE

Acide meta-iodo-orthoxyquinol-anasulfo-nique. Dérive de la quinoline.

D'après Schinzinger, serait un succédané de l'iodoforme.

253.	Lorétine......................	} āā	1 gr.
	Calomel......................		
	Acide borique porphyrisé..........		50 —

Ind. thér. Diphthérie oculaire.

Mode d'emploi. On insuffle cette poudre une à deux fois par jour dans l'œil malade, on saupoudre les paupières et on recouvre d'un pansement ouaté (Nicati, *Sem. méd.* 1895).

LYSOL

Composé complexe obtenu en faisant bouillir pendant plusieurs heures en vases clos des poids égaux de graisse, d'huile de goudron, de houille, d'alcali, d'acides résineux ou de résines. Ne contient pas de phénol, mais des crésysols et des carbures d'hydrogène.

Il est soluble dans l'eau en toutes proportions.

254 A. { Lysol...........................   2 gr.
        { Eau distillée...................   100 —

Ind. thér. Antiseptique énergique pour
les mains de l'opérateur, les instruments et
le catgut.

Mode d'emploi. On immerge les instruments dans un bain de cette solution, les
tranchants ne s'émoussent pas. Il en est de
même pour les mains. Le catgut trempé
pendant quelques heures est absolument
stérile.

254 bis B. { Lysol.........................   0 gr.25
            { Eau distillée.................   100 —

Mode d'emploi. Cette solution sert à
rincer les instruments et les mains pour éviter le *glissant* produit par la solution forte
(F. Cramer. — P. Wehmer. — Von Ger-
lach. *Sem. méd.* 1890. — Souligoux, *Revue
de thérapeutique*, 1890).

255. { Lysol.... ....   0gr.01
      { Solvéol.................... ....   6 —
      { Eau........................... ......   1000 c. c.

Ind. thér. Antiseptique pour les instruments.

Mode d'emploi. Immersion prolongée
(Burchardt, *Cent. f. prak. Aug.* 1893).

M

MANGANÈSE ET SES COMPOSÉS

Mn. — Le métal est inusité en oculistique.

PERMANGANATE DE POTASSE

$K^2Mn^2O^8$. Cristaux solubles dans 15 p. d'eau, décomposés par l'alcool.

256. { Permanganate de potasse.......... 20 gr.
{ Eau distillée...................... 250 —

Ind. thér. Ophth. purulente des nouveau-nés et de l'adulte.

Mode d'emploi. On verse une forte cuillerée à café (soit 6 cent. cubes) de la solution précédente dans 2 litres d'eau à 30° ou 35° C.

Ce liquide est placé dans un réservoir communiquant par un tube de caoutchouc avec un petit entonnoir en ébonite. On place l'entonnoir entre les paupières, on élève le réservoir à la hauteur de 0 m. 30 c. au-dessus de l'œil du malade. L'écoulement se produit en 7 ou 8 minutes. Si l'autre œil est atteint, on répète la même opération avec la même quantité de liquide.

Selon la gravité de l'ophthalmie, ce lavage doit être répété 2, 3 ou 4 fois par jour

(Stellwag, 1882. — Valenta, 1890. — Kalt, *Soc. d'ophth. de Paris*, 1894).

257. { Permanganate de potasse....... 1 gr. 50 à 1 gr.
{ Eau distillée................. 250 —

Mode d'emploi. Topique.

Ind. thér. 1° Ulcères cornéens (Vacher, *Soc. d'ophth. de Paris*, 1894).

2° Ophthalmie purulente. On fait une application quotidienne de la solution au 1/50 sur les conjonctives éversées et l'on fait suivre d'un lavage avec la solution de potasse au 1/2000.

3° Catarrhes purulentes et abcès des voies lacrymales. On injecte quotidiennement de la solution au 1/100 (Vian, *Bull. et mém. de la Soc. Franç. d'ophth.* Paris, 1895).

258. { Permanganate de potasse.......... 1-4 gr.
{ Eau distillée................. 1000 —

Mode d'emploi. Irrigations sous-palpébrales des solutions au 1/1000, 1/2000, 1/3000, 1/4000.

Ind. thér. Conjonctivites avec écoulement. Ces irrigations ne sont nullement douloureuses.

Pour le *modus operandi*, voir n° 76.

Rem. gén. Les solutions de permanganate de potasse tachent parfois la peau du médecin et du malade ; pour enlever les macules, il suffit de les laver avec le composé suivant :

$$\left\{\begin{array}{l}\text{Eau distillée.....................} \quad \text{100 gr.}\\ \text{Solution saturée de bisulfite de soude.} \quad \text{2 —}\\ \text{Acide chlorhydrique ....} \quad \text{IV gtt.}\end{array}\right.$$

MENTHOL

Camphre de l'essence de menthe, produite par les variétés *Mentha crispa, hirsuta, canadensis*, etc. (Labiées).

Substance solide soluble dans l'alcool, les huiles fixes et volatiles, insoluble dans l'eau.

Antiseptique puissant.

Voir n°s 37-106-177.

MERCURE ET SES SELS

Hg. (*Hydrargyre*). Métal liquide insoluble dans l'eau et l'alcool.

$$259. \left\{\begin{array}{l}\text{Hydrargyre.....................}\\ \text{Lanoline.......................}\end{array}\right\} \widetilde{aa}$$

Mode d'emploi et ind. thér. 1° Catarrhe printanier. Topique suivi d'un léger massage (Darier, *Soc. d'ophth. de Paris*, 1890).

2° Taies cornéennes. On doit pratiquer tous les jours pendant une minute un massage avec cette pommade. Le traitement doit être continué pendant plusieurs mois.

Il ne doit pas être employé, s'il existe quelque peu d'inflammation de la cornée ou des régions avoisinantes, et doit être sus-

pendu s'il se produit des phénomènes irrita-
tifs. On doit d'ailleurs faire suivre l'application du topique d'un lavage à l'eau boriquée (Malgat. *Rec. d'ophth.* 1891).

260. | Onguent napolitain (Codex).

= onguent mercuriel double.

Mode d'emploi. Ind. thér. 1° Plaques
de sclérodermie des paupières, frictions locales. Le résultat obtenu est satisfaisant
(Darier, *Soc. d'ophth. de Paris*, 1895).

2° Syphilis tertiaire (Localisations oculaires).

Il faut avoir recours aux frictions faites
sur les différentes jointures avec de l'onguent mercuriel double, à la dose de 2 gr.
par jour, pendant deux ans consécutifs.

Quand on constate des symptômes d'intoxication mercurielle, on cesse les frictions et emploie l'iodure de potassium. Dès
que les symptômes d'empoisonnement se
trouvent atténués, on reprend les frictions.
Mais un point essentiel est que leur durée
totale, indépendamment des interruptions,
s'élève à deux années (Galezowski, *Rec.
d'ophth.* 1895).

Ce traitement a donné de bons résultats
dans le *décollement syphilitique de la rétine* (Galezowski, *Bullet. de la Société de
Dermatologie et de Syphiligraphie*, 1893).

Rem. I. Pour éviter la gingivite suppurative des alvéoles qui se produit souvent dans le cours du traitement mercuriel, il faut soumettre l'appareil dentaire au traitement préliminaire suivant :

1° Enlever tout le tartre dentaire.

2° Brosser les dents 2 à 3 fois par jour avec une brosse dure trempée dans la poudre suivante :

$$\left\{ \begin{array}{l} \text{Quinquina} \dots\dots\dots\dots\dots\dots\dots\dots \quad \text{10 gr.} \\ \text{Craie lavée} \dots\dots\dots\dots\dots\dots\dots \quad 6 - \\ \text{Extrait de cachou} \dots\dots\dots\dots \left.\begin{array}{l} \\ \ \end{array}\right\} \ \overline{\overline{aa}} \quad 4 - \\ \quad - \quad \text{ratanhia} \dots\dots\dots\dots \\ \text{Essence de menthe, Q. s. pour parfumer.} \end{array} \right.$$

Ce n'est que quand les gencives sont roses, aplaties et résistantes que l'on peut commencer sans inconvénients le traitement par les frictions. Il ne se produit pas alors de complications dans l'appareil dentaire (Panas, *Arch. d'ophth.* 1892).

II. Pour remplacer l'onguent napolitain qui rancit, graisse et irrite la peau, il serait bon de se servir de la formule suivante :

$$260\,\text{bis.} \left\{ \begin{array}{l} \text{Glycérolé d'amidon de con-} \\ \quad \text{sistance ferme} \dots\dots\dots\dots \\ \text{Hydrargyre} \dots\dots\dots\dots\dots \end{array} \right\} \ \overline{\overline{aa}} \ \text{poids égaux.}$$

On introduit dans un mortier en porcelaine la dose totale de mercure avec la moitié de son poids du glycérolé et on triture avec un pilon en bois jusqu'à ce que le mer-

cure soit complètement éteint. On ajoute
alors l'autre moitié de glycérolé et on mélange le tout (Mounet, *Rec. d'ophth.* 1893).

261. { Onguent gris (Codex).

= Onguent mercuriel simple.
Mode d'emploi et ind. thér. Période cicatricielle du trachome. On pratique des frictions *loco læso.* (*Formulaire du Novosti
terapii.* 1891).

262. { Onguent napo
       { Iodure de pot

Mode d'emp.
sujets pusillanir...
tirpation du chalazion ; on pu..
ployer chez eux le procédé suivant, bien
qu'il soit plus douloureux que l'opération
elle-même :

1° On prend gros comme un petit pois de
la pommade précédente fraîchement préparée et on frictionne pendant cinq minutes
environ la partie de la peau de la paupière
correspondant au chalazion.

2° On laisse la pommade étalée pendant
cinq ou six minutes.

3° On enlève l'onguent composé avec de
l'eau alcaline.

Il se produit une réaction vive qui nécessite parfois l'emploi des émollients. Cette
réaction est suivie de phénomènes doulou-

reux assez intenses, et quand la sédation est opérée, il est rare que le chalazion n'ait pas complètement disparu. Dans le cas contraire, il faudrait attendre quelques jours et recommencer le même pansement (Dianoux, *Arch. d'ophth.* 1891).

263.	Onguent napolitain...............	1 gr.
	Vaseline jaune	2 —
	Lanoline........................	1 —

Mode d'emploi. Topique suivi de massage.

Ind. thér. 1° Taies de la cornée.

2° Kératite parenchymateuse. C'est surtout à la première période que cette pommade produit de bons résultats (Mitvalsky, *Cent. f. prak. Aug.* 1892).

3° Pannus trachomateux. On emploie à tour de rôle comme topique suivi de massage la pommade de Mitvalsky n° 263 et celle de Darier n° 259 (Eliasberg, *Arch. d'ophth.* 1893).

PROTO CHLORURE DE MERCURE PRÉPARÉ PAR VOIE SÈCHE
(CALOMEL)

HgCl. Cristaux insolubles dans l'eau, l'alcool, les corps gras.

263 bis.	Calomel..................	
	Poudre d'iris..............	āā
	Tannin..................	

Ind. thér. Granulations conjonctivales.

Mode d'emploi. Topique. Application tous les deux jours avec un pinceau de blaireau sur les parties malades. Tous les deux autres jours, instillation de 4 ou 5 gouttes de solution aqueuse de sous-acétate de plomb (100 p. pour 100), voir n° 6 (Perette, *Gazette des hôpitaux*, 1891).

264. { Calomel...................... 80 gr.
     { Vaseline...................... 30 —

Mode d'emploi. Badigeonner les paupières avec cette pommade et en introduire dans les culs-de-sac conjonctivaux. On applique ensuite un pansement (ouate hydrophile — bande de flanelle) que l'on fait porter 2 ou 3 heures par jour pendant plusieurs mois.

Ind. thér. 1° Taies cornéennes.

2° Sclérite (cas opiniâtres).

3° Dépôts sur la cristalloïde antérieure consécutifs à de l'iritis.

4° Troubles du corps vitré (Ryerson, *Arch. of ophth.* 1891).

265. { Calomel...................... 0 gr.20
     { Vaseline...................... 10 —

Mode d'emploi. Badigeonner avec un pinceau tous les soirs le bord des paupières fermées.

Ind. thér. Blépharite simple (de Lapersonne, *Maladies des paupières et des membranes externes de l'œil*. Paris, 1893).

266. { Vaseline ou lanoline. .... 30 gr.
{ Calomel........................... 2 à 4 gr.

Ind. thér. Eczéma palpébro-facial.

Mode d'emploi. Enlever les croûtes avec des onctions au moyen de cette pommade (Panas, *Rec. d'ophth*. 1895).

PROTO-CHLORURE DE MERCURE PRÉPARÉ PAR VOIE HUMIDE (PRÉCIPITÉ BLANC)

$HgCl$. Poudre amorphe insoluble dans l'eau, l'alcool.

267. { Précipité blanc.............. 0 gr. 10 à 0 gr. 20
{ Vaseline..................... 10 —

Mode d'emploi et ind. thér. 1° Catarrhe printanier. Appliquer avec un pinceau.

2° Eczéma des paupières (topique local).

3° Blépharite. Applications avec un pinceau. Si le cas est grave, par exemple blépharite ulcéreuse, on couvre une compresse de toile fine d'une couche épaisse de cette pommade et on la fixe le soir sur les paupières avec un bandeau (Fuchs, *Manuel d'ophthalmologie*. Paris, 1892).

BICHLORURE DE MERCURE (Sublimé corrosif)

$HgCl^2$. Cristaux solubles dans 15 p. d'eau, 4 p. d'alcool, 14 p. de glycérine.

Le sublimé ayant reçu de très nombreuses applications en oculistique depuis ces dernières années, pour la clarté du sujet nous le diviserons méthodiquement en chapitres :

1° Sublimé employé en lavages et comme topique.

2° Sublimé employé en injection hypodermique.

3° Sublimé employé en injection intra-oculaire.

4° Sublimé employé en injection sous-conjonctivale.

5° Sublimé employé en injection intra-veineuse.

1° SUBLIMÉ EMPLOYÉ EN LAVAGES ET COMME TOPIQUE

268.
Sublimé corrosif	0 gr.10
Alcool	10 —
Eau distillée	300 —

Mode d'emploi. Lavages fréquents.

Ind. thér. Conjonctivite catarrhale à forme pseudo-membraneuse (Cousin, *Thèses de Lille*, 1889-90).

269.
Sublimé corrosif	1 gr.
Eau distillée	5000 —
Alcool	Q. s. minimum

Mode d'emploi. Lotions.

Ind. thér. 1° Erysipèle des paupières.

2° Eczéma palpébral.

3° Kératite phlycténulaire (W. Kroll, *Berl. Kl. Woch.* 1890).

270. { Sublimé corrosif.................. ogr.20
{ Eau distillée...................... 1000 —

Mode d'emploi et ind. thér. 1° Instillation de quelques gouttes dans le sac conjonctival contre l'épisclérite (Snellen, *Ann. d'ocul.* 1890).

2° Lotions dans la conjonctivite croupale. Faire suivre d'un pansement oculaire (O. Schirmer, *Alb.v.Graef. Arch.f.Aug.* 1894).

271. { Sublimé corrosif............ ogr.10 à ogr.50
{ Eau distillée (sans alcool)... 1000 —

Mode d'emploi. Compresses tièdes.

Ind. thér. 1° Eczéma palpébral (Trousseau, *Bull. et Mém. de la Soc. Française d'ophth.* Paris, 1893. — Dubarry, *Ann. d'ocul.* 1893).

2° Conjonctivite eczémateuse (Trousseau, *Rec. d'ophth.* 1893).

272. { Sublimé corrosif........ .... 1 gr.
{ Eau distillée (sans alcool).......... 1000 —

Ind. thér. et mode d'emploi. Conjonctivite pseudo-membraneuse. Après avoir enlevé les fausses membranes, il faut tamponner la surface conjonctivale saignante avec un bourdonnet de ouate trempé dans la solution précédente (Sulzer, *Bull. et Mém. de la Soc. Franç. d'ophth.* Paris, 1893).

Deady se contente d'instiller sans tamponnement quelques gouttes de cette solution (Deady, *The Journal of ophthalmology, otology and laryngology,* 1894).

Rem. I. La dose maxima que puisse supporter l'œil humain sans phénomènes d'irritation est 0,01 o/o, c'est donc cette dose que l'on doit formuler, quand on veut avoir des collyres rendus antiseptiques au moyen du sublimé (E. Franke, *Alb. v. Graef. Arch. f. o.* 1891).

II. Pour éviter que le sublimé se combine aux matières albuminoïdes et s'empare de celle que lui fournit la cornée, ce qui produit, à la suite des lavages oculaires, une opacité cornéenne des plus durables, il faut remplacer l'eau distillée par une solution d'acide borique albuminé (Gorecki, *Bull. et Mém. de la Soc. Franç. d'ophth.* Paris, 1892).

272 bis. { Sublimé corrosif......... 1 gr.
{ Eau distillée............ 500 — à 2000 gr.

Ind. thér. Granulations conjonctivales.

Mode d'emploi. Frictions énergiques sur les paupières retournées au moyen de bourdonnets de coton imprégné de cette solution (Chevallereau, *Bull. et Mém de la. Soc. Franç..d'ophth.* Paris, 1891).

273. { Sublimé...................... ogr.50
{ Eau distillée................... 1000 —

Mode d'emploi. Lotions matin et soir, pendant cinq jours.

Ind. thér. Prophylactique de l'ophthalmie purulente des nouveau-nés (Trousseau, *Hygiène de l'œil.* Paris, 1893).

274. { Sublimé...................... 2 gr.
{ Eau distillée................... 1000 —

Ind. thér. et mode d'emploi. 1° Granulations aiguës avec complications cornéennes. Si on n'a pas un pannus total de la cornée, ce traitement produit une guérison complète. Il consiste en badigeonnages répétés des conjonctives lésées. Si le trachome est chronique, on obtiendra une amélioration de la lésion et de la fonction (Sans, *Th. de Paris,* 1890).

2° Reprenant les essais thérapeutiques de Sattler, Darier a obtenu de très bons résultats du brossage, avec cette solution, des conjonctives granuleuses profondément scarifiées. *Il faut employer l'anesthésie générale.* Une seule opération suffit généralement. Les complications cornéennes ne sont pas une contre-indication.

Comme pansement après l'opération, on

doit pratiquer le premier jour des lotions fréquentes au sublimé à 1/2000. Dans le cas d'une trop grande réaction, il ne faut pas négliger l'emploi des compresses glacées. Tous les jours, on doit retourner les paupières et détacher les adhérences. On fait suivre ce pansement de lavages avec une solution de sublimé à 1/500 (Darier, *Arch. d'ophth.* 1892. — Abadie, *Bull. et Mém. de la Soc. Franç. d'ophth.* Paris, 1894. — Vennemau, *Ibid.* 1894).

Rem. Ce procédé doit être *celui d'élection* pour le traitement des granulations.

3° Tatouage du lupus de la paupière ou du trachome. On place sur la partie à opérer une goutte de la solution et on effectue le tatouage avec un faisceau d'aiguilles fines (4 ou 5). On peut pratiquer 200 piqûres en une séance (Armaignac, *Société de Médecine et de Chirurgie de Bordeaux*, 1893).

275.
$$\begin{cases} \text{Sublimé corrosif} \dots & \text{0gr.50} \\ \text{Chlorure de sodium} \dots & \text{7} - \\ \text{Eau distillée} \dots & \text{1000} - \end{cases}$$

Iud. thér. Ophthalmie granuleuse.

Mode d'emploi. On pratique tous les jours, une ou deux fois, des frictions sur les paupières éversées avec du coton hydrophile trempé dans cette solution. Elles doivent être effectuées en commençant par l'angle externe de l'œil pour finir par l'angle interne. En même temps, on lave les yeux, plusieurs fois par jour, avec une solution de sublimé au 1/1000 et on applique trois fois par jour, pendant une heure, des compresses imbibées de cette solution (Keining, *Sem. méd.* 1890).

276. | Sublimé corrosif................. ogr.025

Faites dissoudre dans :

| Eau distillée...................... Q. s.

Ajoutez :

(Lanoline........................ 22 gr.
(Vaseline jaune ,................. 46 —

Mêlez.
Ind. thér. Erysipèle palpébral.
Mode d'emploi. Frictions énergiques (Gottstein, *Sem. méd.* 1891).

(Sublimé corrosif................. ogr.50
277. { Alcool........................... 10 —
(Eau distillée.................... 100 —

Ind. thér. Granulations.
Mode d'emploi. Applications, avec un pinceau, sur les conjonctives éversées, tous les jours ou tous les deux jours.

Ce traitement est beaucoup moins douloureux que l'emploi du glycérolé de sulfate de cuivre (de Lapersonne, *Ann. d'ocul.* 1890).

278. (Sublimé corrosif........ .... 2 gr.
(Collodion........................ 16 —

Ind. thér. Nœvus palpébral.

Mode d'emploi. On recouvre le nœvus au moyen d'un fin pinceau d'une couche modérément épaisse de ce collodion de façon à dépasser de 1 à 2 millimètres les bords de la plaque. On protège la partie recouverte de collodion contre tout contact. Au bout de 10 à 11 jours, l'eschare tombe en laissant une place sèche, blanche et lisse. Si l'ablation n'est pas complète, on répète ce traitement quelques jours plus tard. Il est d'ailleurs indolore.

Dans le cas où le nœvus serait très étendu, on le traiterait en plusieurs fois, en ayant soin de procéder de dehors en dedans et concentriquement (Cösfeld, *Sem. méd.* 1893).

279.
{ Sublimé corrosif.................... 1 gr.
{ Alcool............................. 10 —
{ Eau............................... 240 —

Mode d'emploi. Instillations.

Ind. thér. Trachome diffus (Katzaouroff, *Wratch,* 1891).

280.
{ Sublimé corrosif.................... 1 gr.
{ Eau distillée...................... 300 —

Ind. thér. Granulations lymphoïdes.

Mode d'emploi. Application locale tous les deux jours.

Quand l'affection commence à rétrocéder, on ne cautérise plus les granulations que deux fois par semaine. On emploie concurremment les lotions chaudes au $\dfrac{1}{7000}$ (de Schweinitz, *Médical News*, 1891).

281 A. $\left\{\begin{array}{l}\text{Sublimé corrosif} \dots \quad 1 \text{ gr.}\\ \text{Glycérine} \dots \quad 30 -\end{array}\right.$

    B. $\left\{\begin{array}{l}\text{Sublimé corrosif} \dots \quad 1 \text{ gr.}\\ \text{Glycérine} \dots \quad 100 -\end{array}\right.$

Ind. thér. Blépharite ciliaire. Les formes graves avec ulcérations, si rebelles à tous les traitements classiques, sont principalement justiciables de cette thérapeutique. Dès la première semaine, on peut constater de l'amélioration et la guérison survient au bout de deux mois au plus.

Mode d'emploi. Le médecin applique lui-même tous les deux jours avec un fin pinceau la solution A. La cautérisation, peu douloureuse, doit être pratiquée à la base des cils et il faut éviter l'introduction du liquide corrosif dans l'œil. Dans le cas où ce petit mécompte se produirait, il ne surviendrait toutefois aucune complication et le sujet en serait quitte pour une cuisson assez vive qui disparaîtrait rapidement à la suite de lavages et de compresses avec une solution boriquée froide.

La solution B est confiée au malade lui-même et le badigeonnage du bord ciliaire est pratiquée tous les soirs, à son défaut par quelqu'un de son entourage (Despagnet *in* :

Borno, *Th. de Paris*, 1892. — Essad, *Rcv. d'ophth*. 1894).

282.　{ Sublimé corrosif.................　 1 gr.
　　　{ Glycérine.......................　 200 —

Ind. thér. Dacryocystite chronique.

Mode d'emploi. Après le curettage du sac lacrymal, on pratique immédiatement après l'opération et plusieurs fois par jour pendant 8 à 10 jours des attouchements locaux avec le glycérolé (Despagnet, *Bull. et Mém. de la Soc. Franç. d'ophth*. Paris, 1891).

283.　{ Sublimé corrosif....　　 1 gr.
　　　{ Eau distillée........　 3000 — 5000 gr. — 10000 gr.

Ind. thér. Conjonctivites avec écoulement.

Mode d'emploi. Irrigations sous-palpébrales. Pour le *modus operandi*, voir n° 76.

Ces irrigations sont assez douloureuses, il faut les faire suivre d'irrigations d'eau salée ou d'eau additionnée de salicylate de soude (Vacher, *Rec. d'ophth*. 1895).

283 bis.　{ Sublimé corrosif................　 0 gr. 50
　　　　　{ Acide tartrique ....　 0 — 50
　　　　　{ Alcool à 90°..................　 2 c. c. 50
　　　　　{ Ether, Q. s. pour compléter...　 50 —

Ind. thér. Erysipèle palpébral.

Mode d'emploi. En ayant soin de bien protéger le globe oculaire, on pulvérise le liquide précédent sur la zone externe de

l'érysipèle, en dehors et en dedans du bour-
relet. Cette pulvérisation doit durer de
trente secondes à une minute. Si l'affection
est traitée dès le début, l'inflammation cède
le premier jour et se termine le quatrième jour
(Cayet, *in* : Crinon, *Nouveaux médicaments*. Paris, 1895).

2º SUBLIMÉ EMPLOYÉ EN INJECTION HYPODERMIQUE.

Dans ce cas-là, on recherche, soit un effet
général (antisyphilitique), soit local (parasi-
ticide énergique).

	Sublimé corrosif.....................	0 gr.10
284.	Eau distillée.....................	10 —
	Chlorure de sodium...............	1 —

Mode d'emploi. Injection sous-cutanée
répétée tous les deux jours.

Ind. thér. Kératite interstitielle (Delens,
L'œil et ses annexes, in : S. Duplay et
P. Reclus, *Traité de chirurgie.* Paris,
1891).

	Sublimé corrosif...............	1 gr.
284 bis.	Chlorure de sodium...........	2 —
	Acétate de morphine...	0 40
	Eau distillée.................	100 —

Une seringue de Pravaz pleine contient
0 gr. 01 centigr. de sublimé (Formule de
Wecker).

Mode d'emploi et ind. thér. Paralysies

des muscles de l'œil, même non syphilitiques. On injecte tous les jours ou tous les
deux jours une demi-seringue, soit o gr. 50 c.
de sublimé dans la région fessière, avec toutes les précautions antiseptiques de rigueur.
Généralement la guérison est obtenue au
bout de 10 injections (de Wecker, *in* : de
Mello Vianna. *Th. de Paris*, 1893. —
G. Martin, *Sem. méd.* 1895).

Rem. Pour éviter la gingivite suppurative des alvéoles, il faut prendre les· précautions indiquées n° 260.

285. { Sublimé corrosif.................... o gr.10
{ Eau distillée...................... 250 —

Ind. thér. Cancroïde ulcéré des paupières.
Mode d'emploi. Injections sous-cutanées
loco lœso. En même temps, on a pratiqué
dès lotions répétées avec cette même solution. Le mal a cessé de progresser (Meyer,
Soc. d'ophth. de Paris, 1893).

3° SUBLIMÉ EMPLOYÉ EN INJECTION INTRA-OCULAIRE

286. { Sublimé corrosif.................... 1 gr.
{ Eau distillée...................... 500 —

Ind. thér. Abortion de l'ophthalmie sympathique.
Mode d'emploi. Dans le corps vitré de
l'œil sympathisant, on pratique une injection

de 1 à 2 gouttes de cette solution. Au bout de 8 jours, on peut répéter l'opération.

Ce traitement dû à M. *Abadie*, et qui lui a donné d'éclatants succès ainsi qu'à d'autres auteurs parmi lesquels il faut surtout citer Baquis (*Annali di ottalmologia*, 1892), n'a pas été consacré par l'expérience, et actuellement encore le procédé d'élection, le seul même dans les cas d'ophthalmie sympathique consiste dans *l'énucléation immédiate de l'œil sympathisant*.

287. { Sublimé corrosif..................   0 gr.10
{ Eau distillée....................   500 —

Ind. thér. Décollement rétinien.

Mode d'emploi. On injecte sous la rétine décollée quelques gouttes de cette solution. Trois jours plus tard on répète la même intervention. Dans un cas la guérison fut obtenue (Straub, *Congrès de la Société Néerlandaise d'ophth.*, 1894).

4° SUBLIMÉ EMPLOYÉ EN INJECTION SOUS-CONJONCTIVALE

Nous ne pouvons trop attirer l'attention sur cette nouvelle méthode qui, ancienne déjà, n'a reçu des applications pratiques que depuis *Gallenga, Secondi*, etc., et surtout *Darier* qui l'a propagée et répandue avec une foi dont on ne saurait trop le louer.

288. { Sublimé corrosif...................... 0 gr.10
{ Eau distillée (sans alcool)......... 100 —

Technique opératoire. On se sert d'une seringue stérilisable munie d'une aiguille en platine iridié. On insensibilise la conjonctive, au moyen d'une solution de chlorhydrate de cocaïne dont on instille dans le sac conjonctival quelques gouttes, trois fois en quatre ou cinq minutes. Quand la conjonctive bulbaire est anesthésiée, on la saisit avec une pince à 6 millimètres du bord cornéen. Ce temps n'est pas utile et l'on peut très bien se passer de l'emploi de la pince qui produit parfois des ecchymoses désagréables. On fait pénétrer l'aiguille de la seringue chargée de la solution précédente en ayant soin que sa direction soit tangentielle au globe oculaire et on injecte une division de la seringue, c'est-à-dire une goutte de liquide sous la conjonctive.

Bien entendu, toutes les précautions antiseptiques habituelles ont été rigoureusement prises.

La seringue a été stérilisée. Elle doit servir seulement à cet usage et baigner sans cesse dans une solution phéniquée à 5 o/o. L'aiguille a été flambée et l'œil lavé avec une solution antiseptique.

On pratique cette petite opération tous les deux jours. Dans certains cas, on peut augmenter le nombre des divisions et aller jusqu'à 3 ou 4, mais seulement dans des cas exceptionnels (Darier, *Arch. d'ophth.*, 1891).

Ind. thér. Elles sont des plus multiples. Pour ne pas surcharger la bibliographie *considérable* de cette question, nous n'indiquerons pas tous les auteurs qui ont obtenu des succès probants dans tel ou tel cas, mais seulement ceux d'entre eux dont les observations et les résultats peuvent être considérés comme typiques :

1° Ophthalmie sympathique (Gallenga, *Atti delle reale Academia di Medicina di Torino*, 1887. — Secondi, *Annali di ottalmologia*, XX, fasc. 3. — Reymond, *Bull. et Mém. de la Soc. franç. d'ophth.* Paris, 1890. — Abadie, *ibid.* 1890. — Rogman, *ibid.* 1890. — Coppez, *ibid.* 1892. — Darier, *Gazette des hôpitaux*, 1891).

2° Ulcères infectieux de la cornée. Dans ce cas, ou est autorisé à augmenter le nombre des gouttes injectées, elles peuvent s'élever jusqu'à 10 (Secondi, *Gionarle delle Reale Academia di Medicina di Torino*, 1889. — Dufour, *Bull. et Mém. de la Soc. franç. d'ophth.*, Paris 1892. — Van Moll, *Klinische Monatsblatter für Augenheilkunde*, 1892).

3° Kératite parenchymateuse (Deutschmann et Zossenheim, *Beitræge zur Augenheilkunde*, 1894).

4° Iritis quand processus inflammatoire abaissé (F. Lagrange, *Annales de la Policlinique de Bordeaux*, 1892. — Deutschmann et Zossenheim, *Loc. cit.* 1894. — Darier, *Ann. d'ocul.* 1894). — Iritis gonorrhéen (Van Moll. *Kl. Mon. f. prat. A.* 1892).

5° Irido-choroïdite (Lagrange, *Rec. d'ophth.* 1892).

6° Choroïdites. Rétinites (Matarangas, *Th. de Paris*, 1894).

7° Névrites rétrobulbaires (Darier, *Loc. cit.* 1894).

8° Infection traumatique ou post-opératoire (Darier, Communication au Congrès d'ophthalmologie tenu à Heidelberg, en 1893. — *Ann. d'oculist.* 1894. — Deustchmann, *Loc. cit.* 1894).

9° Pannus granuleux. En 3 ou 4 injections à 2 jours d'intervalle, la vascularisation a disparu, la cornée s'est éclaircie, la vision est revenue (Siklossy, *Congrès des médecins et naturalistes hongrois*, 1894).

10° Sclérite (Rumszewicz, *Prẓegl. Lek.*, 4 et 5).

11° Névrite optique (Grossmann, *Pester. Medic. Chirurg. Presse*, 1894, nᵒˢ 27 et 28).

12° Epithélioma du limbe scléro-cornéen.

Un cas fut guéri en quinze jours par les injections sous-conjonctivales (Martini, *Congrès international des sciences médicales*. Rome, 1894).

Rem. Lorsque dix injections sous-conjonctivales de sublimé n'ont produit aucun résultat, il est inutile de continuer cette médication (Darier, *Ann. d'ocul.*, 1894).

289.	Sublimé corrosif......................	ogr.20
	Eau distillée (sans alcool).............	100 —

Cette formule a été proposée en lieu et place de celle de Darier par plusieurs auteurs (Dufour, *Association française pour l'avancement des sciences*, Besançon, 1893. — Bergmeister, *Société império-royale de Médecine de Vienne*, 12 janvier 1894, etc.).

La technique opératoire et les indications thérapeutiques sont identiques à celles de la formule primitive.

Rem. Que l'on emploie la solution de sublimé au 1/1000 ou au 1/2000, ces injections ne laissent pas d'être quelquefois douloureuses, sinon au moment même de l'intervention, du moins dans les quelques heures qui suivent la piqûre.

Il se produit quelquefois consécutivement des ecchymoses sous-conjonctivales, mais elles n'ont aucune gravité. Ce traitement n'a

donc en somme aucun inconvénient local
sérieux, car avec une rigoureuse antisepsie,
on évitera toute infection.

INJECTIONS SOUS-CONJONCTIVALES MASSIVES

Nous avons vu que Darier, dans les cas
d'infection oculaire, recommandait d'injecter jusqu'à 10 divisions de la seringue de
Pravaz; ce qui n'était, en somme, qu'une
exception est devenu dans les mains de plusieurs auteurs un *modus operandi* constant.

290.	Sublimé corrosif....................	1 gr.
	Eau distillée (sans alcool)...........	1000 —

Ind. thér. Ophthalmie sympathique.

Mode d'emploi. On injecta d'abord sous
la conjonctive un quart de seringue de Pravaz et un autre quart douze jours plus tard.
L'ophthalmie sympathique fut enrayée (Go-
setti, *Ann. di oft.* 1892).

291.	Sublimé corrosif.......	0 gr.05
	Chlorure de sodium	0 — 10
	Eau distillée	50 gr. à 100 g.

Dans un flacon stérilisé.

Ind. thér. Ulcères cornéens.

Mode d'emploi. On pratique d'abord une
injection sous-conjonctivale d'une 1/2 à 3/4
de seringue de Pravaz, en 2 ou 3 points dif-

férents de la conjonctive, à proximité de la cornée, pour éviter qu'à la suite d'une forte distension de la conjonctive, le tissu conjonctival ne se mortifie, *fait qui s'est quelquefois passé à la suite d'injections sousconjonctivales massives*. Dans la majorité des cas, la guérison a lieu au bout d'une seule injection ; ce n'est que dans le cours d'un ulcère cornéen très grave qu'il est nécessaire de pratiquer 2 ou 3 injections (Vincentus, *Labori esequeti nella Clinica Oculistica di Napoli*, t. III, 1893).

292.
Sublimé corrosif.....................	ogr.015
Salicylate d'ésérine..................	0 — 050
Eau distillée........................	100 —

Ind. thér. Ulcères de la cornée, quelle que soit leur étendue.

Mode d'emploi. On désinfecte les cils avec une solution d'oxycyanure de mercure à 1/100 et on pratique une irrigation de la conjonctive avec une solution d'acide borique à 4 o/o. On injecte alors sous la conjonctive une demi-seringue de Pravaz ou même une seringue entière. On répète cette opération journellement, pendant 1 à 3 jours, ensuite, on espace les injections de 2 ou 3 jours et on diminue la quantité du liquide injecté à mesure que l'amélioration s'accentue. Chaque injection est suivie d'un pansement par occlusion, pansement qui doit être parfaitement antiseptique.

Rem. S'il existe des complications iridiennes, il est nécessaire de remplacer le salicylate d'ésérine par de l'atropine ou du bromhydrate de scopolamine (de Wecker, *Bull. et Mém. de la Société franç. d'ophth.* Paris, 1895).

5⁰ Sublimé employé en injections intra-veineuses

	Sublimé corrosif..................	1 gr.
293.	Chlorure de sodium...............	3 —
	Eau distillée et stérilisée.............	1000 —

Ind. thér. Syphilis de l'appareil oculaire. Médication des plus actives, par conséquent très utile dans le traitement des formes graves, telles que névro-rétinite, gomme syphilitique du chiasma, de la bandelette optique, etc.

Technique opératoire. La solution doit être conservée dans un flacon préalablement lavé à l'alcool, à l'eau distillée et avec une solution de sublimé. On doit bien boucher le flacon et le laisser dans l'obscurité.

Choix de la veine. On a le choix entre les veines du dos de la main, de la jambe et de l'avant-bras. On est guidé par le volume comparatif de la veine, les injections antérieures, etc.

Ponction de la veine. Après avoir désinfecté le champ opératoire avec une solution de sublimé, on place une ligature au-dessus. D'un coup sec, on pique la veine *verticalement* avec l'aiguille de la seringue stérilisable. L'aiguille en platine iridié doit avoir été flambée à l'alcool et la seringue stérilisée.

Il faut avoir soin de ne pas piquer la veine obliquement. On éprouve alors une sensation de pénétration dans le vide, il sort 2 ou 3 gouttes de sang. Lorsque ces deux phénomènes sont constatés, on est certain d'être dans la veine. On relâche alors la ligature.

Injection. On fait pénétrer lentement le liquide, d'une poussée lente et continue.

Fin de l'opération. On retire lentement la canule, on détruit le parallélisme de la plaie veineuse et de la plaie cutanée, on pratique une légère compression à ce niveau, on verse une goutte de collodion et on effectue un pansement antiseptique.

Quantité du liquide injecté. On injecte d'abord une seringue entière, soit 1 millig., et on augmente progressivement jusqu'au maximum de cinq seringues entières, soit cinq milligr.

La pratique des injections intraveineuses de sublimé est due à Baccelli, mais elles ont été vulgarisées par Abadie (Abadie, *Rec. d'ophth.*, 1894).

CYANURE DE MERCURE

$HgCy^2$. Cristaux solubles dans 8 parties d'eau, 20 p. d'alcool, 4 de glycérine.

294.   { Cyanure de mercure..................   1 gr.
      { Eau distillée ....   1000 —

Mode d'emploi. Injection sous-conjonctivale.

Ind. thér. 1° Infection oculaire, a été guérie par une seule injection sous-conjonctivale massive de 10 gouttes de la solution.

2° Kératite ulcéreuse (Rogmann, *Bull. et Mém. de la Soc. d'ophth.* Paris, 1895).

295.   { Cyanure de mercure..............   1 gr.
      { Solution physiologique de chlorure
      {   de sodium (1)..................   1500 —

Mode d'emploi et Ind. thér. 1° Antisepsie locale. C'est avec cette solution que l'on pratique le lavage des paupières, des culs-de-sac oculo-palpébraux, de la conjonctive bulbaire, etc.

---

(1) Nous rappelons que la solution physiologique de chlorure de sodium a pour formule :

   { Chlorure de sodium..............   6 gr. à 7 gr.
   { Eau distillée...................   1000 —

2° Rinçage des instruments (Chibret, *Arch. d'ophth.,* 1892).

296. { Cyanure de mercure............. 1 gr.
     { Eau distillée..................... 100 —

Mode d'emploi et Ind. thér. Antisepsie des instruments. Après avoir fait baigner les instruments dans cette solution, pendant 5 minutes environ, on les rince avec la solution précédente au 1/1500 pour éviter toute irritation oculaire (Chibret, *Loc. cit.,* 1892).

297. { Cyanure de mercure............. 0gr.05
     { Chlorure de sodium .... 7 —
     { Eau distillée..................... 1000 —
     { Acide picrique.... traces pour coloration.

Ind. thér. Lavage de la chambre antérieure, après l'extraction de la cataracte.

Mode d'emploi. Avec une seringue spéciale, on fait pénétrer 4 à 5 gr. de liquide dans la chambre antérieure. Il faudra, en outre, irriguer la plaie avec la même solution (Chibret, *Loc. cit.* 1892).

298. { Cyanure de mercure............. 0gr.10
     { Eau distillée..................... 20 —

Mode d'emploi et Ind. thér. 1° Injection hypodermique d'une énergie extrême dans les cas de syphilis de l'appareil oculaire. On injecte d'abord une demi-seringue de

Pravaz par jour, c'est-à-dire 1/4 de centigramme.

On augmente ensuite jusqu'à atteindre le maximum de 4 seringues par jour. On agit par tâtonnement et guidé par les effets thérapeutiques de l'injection. Dans certains cas, l'injection ne doit être pratiquée que tous les deux jours.

L'action de ces injections est *quinze fois plus rapide* que celle des frictions mercurielles.

Dans les cas graves, on peut les combiner aux injections sous-conjonctivales et l'on obtient alors de très beaux résultats (Chibret, *Bull. et Mém. de la Soc. franç. d'ophth.* Paris, 1893).

2° Galezowski attribuant aussi aux injections hypodermiques de cyanure de mercure des effets très utiles dans la syphilis de l'appareil oculaire, n'injecte que 6 gouttes de la solution précédente (Galezowski *in :* du Castel, *Revue générale de clinique et de thérapeutique,* 1893).

299. { Cyanure d'hydrargyre .... 1 gr.
{ Eau distillée.................... 100 —

Mode d'emploi et Ind. thér. 1° Topique. On pratique avec cette solution, au moyen d'un pinceau, des attouchements sur les paupières éversées. Son emploi est très indiqué dans les cas de conjonctivites aiguës.

2° Lavages dans la dacryocystite purulente aiguë ou chronique (Schlösser, *Société Ophthalmologique de Heidelberg. Session annuelle. Heidelberg, 1893*).

300. { Cyanure d'hydrargyre..... 1 gr. 2 gr.
{ Eau distillée............. 10000 —

Mode d'emploi. Irrigations sous-palpébrales.

Ind. thér. Conjonctivites avec écoulement. Ces irrigations ne sont pas douloureuses.

Pour le *modus operandi*, voir n° 76 (Vacher, *Rec. d'ophth*. 1892).

301. { Cyanure d'hydrargyre............ 1 gr.
{ Eau distillée................ 1000 —

Mode d'emploi. On mêle 5 cent. cubes de la solution précédente à une quantité de sérum artificiel (1) *ad libitum* (variant sui-

(1) Pour éviter des recherches, nous donnons ici deux des principales formules de sérum artificiel.

{ Sulfate de soude.............. 10 gr.
{ Chlorure de sodium........... 5 —
{ Eau distillée................. 1000 —

(Formule de Hayem.)

{ Phosphate de soude........... 4 gr.
{ Sulfate de soude .... 8 —
{ Chlorure de sodium........... 2 —
{ Acide phénique neigeux......... 1 —
{ Eau distillée................. 100 —

(Formule de Chéron.)

vant les indications) et on pratique soit une injection intraveineuse, soit une injection dans le tissu cellulaire sous-cutané. On a ainsi une véritable transfusion hydrargyrique.

Ind. thér. Syphilis oculaire (Darier, *Bull. et Mém. de la Soc. franç. d'ophth.* Paris, 1895).

Iodure mercurique

(*Biiodure de mercure*) Hg I². Très peu soluble dans l'eau, il faut 4000 p. d'eau pour en dissoudre 1 p.; soluble dans l'acool.

302.	Biiodure de mercure..............	0gr.05
	Alcool à 90°....................	20 —
	Eau distillée	1000 —

Dissoudre le sel dans l'alcool, verser dans l'eau, agiter et filtrer.

Ind. thér. Antiseptique oculaire très bien supporté (même dans les lavages de la chambre antérieure) et d'un pouvoir antiseptique considérable (Panas, *in :* Dujardin-Beaumetz et Yvon, *Formulaire pratique de thérapeutique et de pharmacologie.* Paris, 1891).

Sert aussi à l'antisepsie des instruments (Panas, *in :* Landolt. L'opération de la cataracte de nos jours, *Arch. d'ophth.* 1892).

303. } Huile au biiodure de mercure à 4 pour 1000.

Le *modus fabricandi* de cette huile est très délicat et peu connu par la majorité des pharmaciens ; nous croyons utile de donner sur lui quelques détails.

Pendant 4 à 5 jours, on laisse en présence les deux corps suivants :

> Huile d'olives très pure............. 1000 gr.
> Alcool à 95°..................... 300 —

On a soin d'agiter de temps en temps. Ce premier temps accompli, on sépare l'alcool qui surnage. L'huile est alors débarrassée de l'acide oléique.

On fait chauffer l'huile à 110°-113° C dans une capsule en porcelaine pendant 10 minutes. On stérilise ainsi l'huile et on fait partir les dernières traces d'alcool.

On laisse ensuite refroidir, et quand la température est descendue à 60°, on ajoute 4 parties de biiodure de mercure et on agite jusqu'à complète dissolution. Il faut surtout avoir soin que la température en dépasse pas 60°.

On filtre ensuite, à travers du coton stérilisé, dans une bouteille stérilisée. On obtient ainsi une huile qui contient par chaque gramme d'huile 4 milligrammes de biiodure.

Mode d'emploi et Ind. thér. 1° En injections hypodermiques dans les affections syphilitiques de l'appareil oculaire. On pratique, tous les 4 ou 5 jours, une injection de 2 à 8 milligr. (Panas, *in : Vibert, Th. de Paris*, 1895. — Parisotti, *Ann. d'ocul.*, 1894).

2° En injections sous-cutanées dans les affections profondes de l'œil susceptibles du traitement mercuriel (Panas, *in :* Vibert, *Loco citato*, 1891).

3° Soins antiseptiques préliminaires à l'opération de la cataracte. On dégraisse les paupières avec une solution saturée de carbonate de soude pur et on pratique un lavage soigneux des bords palpébraux avec l'huile biiodurée. On applique un pansement occlusif et le lendemain matin on opère le malade (Panas, *Bull. de l'Acad. de Médecine de Paris*, 1894).

4° Blépharite rebelle. Après avoir effectué un raclage soigné des parties malades avec une cuvette tranchante aseptique, on pratique avec un fin pinceau un badigeonnage minutieux du bord palpébral. On répète l'opération tous les jours ou tous les deux jours jusqu'à guérison. Celle-ci est d'ailleurs très rapide. L'huile biiodurée, sans être caustique, si elle est introduite par mégarde dans l'œil produit une sensation de cuisson assez vive (Braquehaye, *Travail du ser-*

vice du Prof. Panas. Arch. d'ophth., 1894).

5° Orgeolet. Applications locales.

6° Ulcères traumatiques. Applications locales.

7° Granulations. Applications locales (Braquehaye, *Ibid.* 1894).

8° Kératite parenchymateuse. On injecte un centimètre cube sous la peau. Lorsque 25 ou 30 injections ont été pratiquées, on s'arrête, quitte à répéter la série 3 ou 4 semaines plus tard jusqu'à disparition de la kératite (Panas, *Traité des maladies des yeux*. Paris, 1894).

9° Granulomes de l'iritis. Iritis plastique. Il faut répéter les injections sous-cutanées tous les jours. Dans les cas graves, il faut pratiquer deux injections en 24 heures.

Pour pouvoir se passer d'un autre traitement mercuriel, il est nécessaire de pratiquer tous les ans une série de 30 injections hypodermiques (Gabriélidès, *France médicale*, 1895).

304.	Biiodure de mercure.............	0 gr.02
	Vaseline.......................	10 —

Mode d'emploi et Ind. thér. 1° Applications locales contre les poussées d'orgeolet.

2° Topique contre blépharite marginale

chronique (Panas, *Traité des maladies des yeux*, 1894).

OXYCYANURE DE MERCURE

Il existe au point de vue chimique deux oxycianures, $HgO,HgCy$ et $HgO,3HgCy$ (equiv. Ditte et Joannis).

Les oxycyanures que l'on trouve dans le commerce ont une formule assez proche de $HgO,3HgCy$. Ce sont des cristaux solubles dans l'eau. Ils ne doivent pas contenir d'excès de cyanure de mercure.

305. { Oxycyanure de mercure........... 1 gr.
{ Eau distillée...................... 100 —

Ind. thér. 1° Bain antiseptique pour la désinfection des instruments qui ne sont pas attaqués. Avant d'opérer, on les lave dans la solution suivante au 1/5000 (Valude, *Gaz. des Hôpitaux*, 1890).

2° Désinfection de cils avant chaque injection sous-conjonctivale massive (Voir n° 292) (de Wecker, *Ann. d'ocul.* 1895).

306. { Oxycyanure de mercure........... 1 gr.
{ Eau distillée...................... 5000 —

Ind. thér. Lavages oculaires. Antisepsie locale.

Rem. I. L'emploi de l'oxycyanure de mercure nous a permis d'effectuer près de quatre cents opérations oculaires sans trace de suppuration (de Bourgon, *Comptes rendus de l'hôpital Saint-Joseph, années 1893 et 1894. Paris, 1894 et 1895).*

Rem. II. Le maximum de concentration que puisse supporter l'œil humain, sans irritation, est la solution à 1/1200. On ne doit donc pas dépasser cette dose pour l'antisepsie des collyres (E. Franke, *Alb. v. Graef. Arch. für aug.* 1891).

307. { Oxycyanure de mercure........... 1 gr.
      { Eau distillée..................... 1000 —

Mode d'emploi. Injections sous-conjonctivales.

Pour le *modus operandi*, voir n° 288.

Ind. thér. Les mêmes que le sublimé employé en injections sous-conjonctivales (Schlœsser, *Congrès d'ophthalmologie de Heidelberg*, 1893).

308. { Oxycyanure de mercure........... 1 gr.
      { Eau distillée..................... 10000 —

Ind. thér. Conjonctivites avec écoulement. Est *moins irritant* que le sublimé à la même dose.

Mode d'emploi. Lotions (Seggel, *Congrès d'ophthalmologie de Heidelberg*, 1893).

OXYDE MERCURIQUE PRÉPARÉ PAR VOIE HUMIDE

HgO. Bioxyde de mercure. Précipité jaune. Oxyde jaune de mercure.

Insoluble dans l'eau et l'alcool.

309. { Vaseline......................... 30 gr.
     { Précipité jaune .... 3 —

Ind. thér. Granulations aux dernières périodes.

Mode d'emploi. Massage (Panas, *Arch. d'ophth.* 1892).

310. { Précipité jaune.................. 0 gr.20
     { Oxyde de ricin..............
     { Thymol......................... } āā 0 10
     { Chlorhydrate de cocaïne.....
     { Camphre........................ 0 03
     { Vaseline....................... 25 —

Mode d'emploi. Topique.
Ind. thér. Granulations (G. Ryerson, *Sem. méd.* 1893).

311. { Précipité jaune................. 2 gr. à 4 gr.
     { Vaseline....................... 30 —

Ind. thér. Eczéma palpébro-facial accompagné de croûtes.

Mode d'emploi. Après l'ablation des croûtes, on applique la pommade précédente (Panas, *Traité des maladies des yeux.* Paris, 1895).

312. { Précipité jaune................. 2 gr. à 4 gr.
     { Lanoline....................... 30 —

Mode d'emploi et Ind. thér. Les mêmes que pour la précédente pommade (Panas, *Ibid.* 1895).

313. { Précipité jaune................. 1 gr.
     { Vaseline....................... 40 —

Ind. thér. Conjonctivite pseudo-membraneuse.

Mode d'emploi. Après avoir fait un badigeonnage local, tous les jours, avec cette pommade, on applique un pansement antiseptique humide au borax que l'on renouvelle toutes les 24 heures (Eliasberg, *Soc. d'ophth. de Paris*, 1895).

	Précipité jaune de mercure........	0 gr.05
314.	Iodol.............................	0 45
	Lanoline.........................	10 —

Mode d'emploi. Appliquer localement tous les soirs avec un petit pinceau.

Ind. thér. Conjonctivite pustuleuse à la période aiguë (de Bourgon. Paris, 1895).

	Précipité jaune de mercure.......	0 gr.05
315.	Aristol...........................	0 45
	Lanoline	10 —

Mode d'emploi et Ind. thér. Les mêmes que pour la précédente pommade (de Bourgon. Paris, 1895).

PHÉNATE DE MERCURE

Phénolate de mercure. Poudre amorphe, très peu soluble dans l'eau et l'alcool, qui renferme en moyenne 51, 68/100 de mercure.

	Phénate de mercure.....	0 gr. 010 à 0 gr. 047
316.	Eau distillée...........	100 —

Mode d'emploi et Ind. thér. 1° Kératite phlycténulaire herpétique. Employer en instillation locale, quand les douches de vapeur ou l'usage des mydriatiques ont dissipé les phénomènes de congestion.

2° Choroïdites atrophiques avec ou sans exsudats.

3° Choroïdo-rétinite pigmentaire.

4° Pour faciliter la résorption des infiltrats interstitiels.

5° Pour détruire les microbes dans les cas d'infection oculaire.

6° Pour favoriser la cicatrisation (Galezowski, *Soc. d'ophth. de Paris*, 1895).

317.
{ Phénate de mercure...... 0 gr. 05 à 0 gr. 20
{ Lanoline................ 10 —

Mode d'emploi et ind. thér. Topique ayant les mêmes indications que le collyre précédent (Galezowski, *Ibid.*, 1895).

Rem. Ces préparations sont parfois irritantes et mal tolérées, il faut alors en suspendre immédiatement l'emploi.

SALICYLATE DE MERCURE

Il existe deux salicylates mercureux et deux salicylates mercuriques ; celui qu'on doit préférer et partant formuler est le *salicylate mercurique neutre*. Soluble dans l'huile de vaseline et dans l'eau.

318. { Salicylate mercurique neutre...... 1 gr.
     { Huile de vaseline................. 10 —

Mode d'emploi. Injections hypodermiques dans les muscles fessiers. On injecte
tous les jours un centim. cube. Chez les sujets faibles et les enfants de 9 à 14 ans, on
n'injecte qu'une 1/2 ou même 1/4 de seringue.

Ind. thér. 1° Iritis. L'action est des plus
rapides, le traitement ne durant en moyenne
que 11, 7 jours.

2° Iridochoroïdites.

3° Chorio-rétinites spécifiques (Hermann,
Wiest. oft., 1889).

319. { Salicylate mercurique neutre....... 0 gr.10
     { Huile de vaseline................. 10 —

Mode d'emploi. Injection hypodermique de une à deux seringues.

Ind. thér. Kérato-iritis à forme grave
(Obrastsow et Sergeïeff, *Wiest. oft.*, 1890).

Rem. Les injections hypodermiques du
salicylate d'hydrargyre ne sont pas douloureuses.

320. { Salicylate mercurique neutre...... 1 gr.
     { Eau distillée.................... 1000 —

Iud. thér. Antisepsie des instruments
(Vacher, *in :* Landolt, *L'opération de la*

cataracte de nos jours. Arch. d'ophth.,
1892).

Le bisulfure seul est employé. Il se pré-
sente sous deux états :
    1° Sulfure noir ou éthiops minéral ;
    2° Sulfure rouge ou cinabre (Voir n° 6).
Il est insoluble dans l'eau et dans l'alcool.

REMARQUES GÉNÉRALES SUR L'EMPLOI DES SELS DE MERCURE

I. Pour éviter la gingivite suppurative
des alvéoles avec toutes ses conséquences,
il faut soumettre l'appareil dentaire au traitement préliminaire indiqué (Remarque I
du n °260).

II. Quand on emploie des sels de mercure
en applications locales oculaires (Solutions
— Collyres — Pommades), il faut se garder
de donner concurremment à l'intérieur des
médicaments contenant soit de l'iode à l'é-
tat libre, soit des iodures solubles. Ceux-ci,
s'éliminant par la conjonctive, forment avec
le sel mercuriel du biiodure d'hydrargyre,
composé des plus irritants pour l'œil qui
peut entraîner des lésions locales très graves.

Cette prohibition doit même s'étendre à
l'usage externe des pommades contenant
de l'iode ou de l'iodure soluble. C'est ainsi

que Bettrémieux a signalé le cas très inté-
ressant où des onctions de pommade iodurée
faites sur les testicules, à cause d'une orchite,
produisirent une action caustique énergique
sur un œil soigné au précipité blanc (Bettrémieux, *Journal d'Oculistique du Nord
de la France*, 1891).

MÉTHYLAL

$C^3H^8O^2$. Diméthylate de méthylène. Liquide soluble dans 3 p. d'eau, dans l'alcool,
les huiles grasses et volatiles.

321.	Méthylal..........................	5 gr.
	Eau distillée	20 —

Mode d'emploi. Injections hypodermiques. On injecte d'abord trois à quatre seringues de Pravaz dans les 24 heures, puis
seulement deux. Le traitement dure cinq à
six jours.

Ind. thér. Calmant hypnotique, le meil-
leur à employer dans le delirium tremens.
Comme celui-ci se produit quelquefois après
l'opération de la cataracte, il est utile de
connaître cette formule qui pourra rendre
des services à l'ophthalmologiste (Krafft —
Ebing — Fischer, *Sem. méd.*, 1890).

MIGRAININE

Produit composé.

$$
322. \begin{cases} \text{Antipyrine} \dots\dots\dots\dots\dots\dots\dots & 85 \text{ gr.} \\ \text{Caféine} \dots\dots\dots\dots\dots\dots\dots & 9 - \\ \text{Acide citrique} \dots\dots\dots\dots\dots\dots & 6 - \end{cases}
$$

p. 100 cachets.

Ind. thér. 1° Névralgie du nerf sus-orbitaire.

Mode d'emploi. Un gramme en 24 heures en un cachet (Overlach, *in :* Crinon, *Médicaments nouveaux.* Paris, 1895).

MORPHINE ET SES SELS

$C^{17}H^{19}Azo^3$. Alcaloïde retiré de l'Opium, de l'Argemone mexicana, etc.

Cristaux solubles dans 1000 p. d'eau et 40 p. d'alcool.

CHLORHYDRATE DE MORPHINE

$C^{17}H^{19}Azo^3HCl + 3H^2O$. Cristaux solubles dans 20 p. d'eau, 10 p. d'alcool.

$$
323. \begin{cases} \text{Chlorhydrate de morphine} \dots\dots\dots & 0\,\text{gr.}124 \\ \qquad\quad - \qquad \text{de quinine} \dots\dots\dots & 0 \quad 062 \\ \text{Eau} \dots\dots\dots\dots\dots\dots\dots\dots & 11 - 175 \end{cases}
$$

Faites dissoudre sans acide.

Ind. thér. Phthisis essentialis bulbi de Graefe.

Mode d'emploi. Instillation à chaud 4 fois par jour. Au bout de deux mois, le tonus est revenu normal (Gagarino *Wiest. oft.*, 1893).

SULFATE DE MORPHINE

$(C^{17} H^{19} Azo^3)^2 H^2 So^4 + 5 H^2o$. Cristaux solubles dans deux fois leur poids d'eau, peu solubles dans l'alcool.

324.
{ Sulfate de morphine..............   1 gr.
{ Eau distillée.....................   31 —

(Formule de Dujardin-Beaumetz.)

Ind. thér. Contre le prolapsus iridien consécutif à l'opération de la cataracte.

Mode d'emploi. Immédiatement après la toilette de l'œil, on pratique une injection hypodermique de deux seringues de Pravaz, on répète cette injection huit heures après l'opération et le lendemain matin on injecte une seule seringue. En 24 heures, le malade a donc absorbé 16 milligr. de sulfate de morphine. Pendant le second jour, on continue la même médication (E. Smith, *Arch. of. ophth.*, 1894).

MUAWINE ET SES SELS

Alcaloïde extrait de l'écorce du *muawi*, arbre de l'Afrique orientale. Substance amorphe.

BROMHYDRATE DE MUAWINE

325. Soluble dans l'eau, c'est aussi une substance amorphe.

Ind. thér. Anesthésie locale de la conjonctive et de la cornée en instillations. Produit irritation des vaisseaux conjonctivaux et sous-conjonctivaux (Rommel, *Alb. v. Graef. Arch. für ophth.*, 1893).

MYDRINE

Ce n'est pas un composé défini, c'est un mélange de sels d'éphédrine et d'homatropine.

326.	Mydrine..........................	1 gr.
	Eau distillée......................	10 —

Ind. thér. Mydriatique. Son action est très rapide.

Mode d'emploi. Instillations dans le cul-de-sac oculo-palpébral (Crinon, *Nouveaux médicaments.* Paris, 1895).

N

NAPHTOLS

$C^{10}H^8O$. Phénols naphthyliques. On emploie, en thérapeutique oculaire, le naphtol α et le naphtol β qui sont deux isomères.

NAPHTOL α

Aiguilles presque insolubles dans l'eau, solubles dans l'alcool.

327. { Naphtol α......................... 0 gr.20
{ Eau.................................. 1000 —

Mode d'emploi. Lavages oculaires.

Ind. thér. 1° Ophthalmie purulente. Doit être employé en même temps que le nitrate d'argent (Budin, *Archives de Tocologie*, 1890).

2° Conjonctivites avec écoulement (Delens, *L'œil et ses annexes*, *in :* Simon Duplay et P. Reclus, *Traité de chirurgie.* Paris, 1891).

NAPHTOL β

Cristaux solubles dans 5000 p. d'eau, très solubles dans l'alcool, légèrement solubles dans la glycérine et la vaseline liquide.

328. { Naphtol β................ 0 gr.50
{ Alcool à 90°............... Q. s. p. dissoudre.

On ajoute ensuite :

| Glycérine à 30⁰...................... 22 gr.

ét on verse dans :

| Eau........................... 250 gr.

On agite et on a ainsi une solution avec un aspect chatoyant dû à un excès de naphtol en suspension.

Ind. thér. Dacryocystite (Unna, *La Pratique médicale,* 1892).

329.
{ Naphtol β......................... 1 gr.
{ Eau.............................. 1000 —
{ Alcool.......... Q. s. minimum pour dissoudre.

Mode d'emploi. Lotions oculaires.
Ind. thér. Conjonctivite catarrhale (Panas, *Traité des maladies des yeux.* Paris, 1895).

NEURODINE

Acétyl-para-oxyphényl uréthane.
Poudre cristalline, peu soluble dans l'eau.

330. | Neurodine...................... 1 gr.

pour 1 cachet.
Ind. thér. Névralgie du nerf trijumeau.
Mode d'emploi. Usage interne. L'effet est produit une demi-heure après l'ingestion du médicament (Von Mering, *Therapeutische Monatshefte,* 1893).

NITRITE D'AMYLE

$C^5H^{11}Azo^2$. Ether amylnitreux, ne bout qu'à 99° C.

331. | Nitrite d'amyle................ 1 gr.

pour une ampoule scellée à la lampe.

Mode d'emploi. Inhalation. On brise le tube effilé de l'ampoule et on en verse une à deux gouttes dans un mouchoir. Il faut éviter d'être près d'un foyer quelconque.

Ind. thér. 1° Ischémie de la rétine. On a obtenu une guérison complète après une cécité absolue de trois semaines (Heddaus, *in :* Edvard G. Loring, *Text-book of. ophthalmoscopy*. Part. II. New-York, 1891, — de Bourgon. 1895).

2° Intoxication cocaïnique. Celle-ci se produisant quelquefois à la suite d'injection sous-cutanée ou sous-conjonctivale, et quelquefois même, chez des sujets très prédisposés, à la suite de simples instillations d'une solution de cocaïne, il est utile au chirurgien oculiste d'avoir sous la main du nitrite d'amyle qui peut être d'un grand secours dans le cas d'empoisonnement par la cocaïne. Il ne faut pas d'ailleurs négliger les autres moyens classiques (*Bulletin médical*, 1894).

O

OPIUM

Suc épaissi provenant d'incisions faites aux capsules du *Papaver somniferum* variété *album* (Papavéracées).

Soluble en partie dans l'eau et l'alcool.

    332. { Extrait d'opium.................... 0gr.10
         { Eau distillée...................... 1000 —

Mode d'emploi. Irrigations oculaires entre les cautérisations au nitrate d'argent. Leur température doit être de 40° à 45° C.

Ind. thér. Ophthalmie purulente des nouveau-nés. Ces irrigations diminuent la suppuration et atténuent les phénomènes douloureux (Valude, *Les ophthalmies du nouveau-né*. Paris, 1895).

    { Extrait d'opium.................. 1 gr.
    333. { Glycérine........................ } āā 2 —
    { Eau distillée................... }

Cette formule permet au malade de préparer lui-même sa solution.

Ce glycérolé se conserve, en effet, avec beaucoup de stabilité et il suffit d'en verser X gouttes dans un litre d'eau bouillie et chaude pour avoir une solution égale comme valeur active à la précédente (Valude, *Loc. cit.* Paris, 1895).

OR

Au. Métal inusité en oculistique.

PHÉNATE D'OR

Sel soluble dans l'eau.

334.	Phénate d'or.......................	0gr.10
	Lanoline...........................	10 —

Mode d'emploi. Topique.

Ind. thér. Ulcères rongeants de la cornée (Galezowski, *Soc. d'ophth. de Paris,* 1895).

335.	Phénate d'or.......................	0gr.10
	Eau distillée......................	10 —

Ind. thér. Atrophie de la papille optique, d'origine tabétique.

Mode d'emploi. On pratique, tous les deux jours, une injection hypodermique d'une demi-seringue de Pravaz, soit dans le dos, soit au pourtour des orbites (Galezowski, *Ibid.,* 1895).

OUABAÏNE

$C^{36}H^{46}O^{12}$. Glycoside retiré de l'*Acocanthera ouabaio*(Apocynées) et du *Strophan-*

tus glaber (Apocynées), plantes du Gabon. Existe dans le bois et dans la racine. Soluble un peu dans l'eau froide, soluble dans l'alcool.

Ind. thér. Anesthésique local de la conjonctive et de la cornée du lapin.

N'est pas anesthésique chez l'homme (Panas, *Arch. d'ophth.* 1889).

Rem. Nous ne signalons ce glycoside que parce que certains auteurs, malgré les expériences concluantes du professeur Panas, continuent à affirmer son action comme anesthésique local de la conjonctive et de la cornée de l'homme.

OXYGÈNE ET SES COMPOSÉS

O. Gazeux à la pression et à la température ordinaires. Soluble dans l'eau.

336. | Oxygène comprimé à 150 atmosphères.

Mode d'emploi. Douches gazeuses.
Ind. thér. Ulcère cornéen. Déterge et nettoie parfaitement les cavités les plus reculées de l'ulcère (Gillet de Grandmont, *Bull. et mém. de la Soc. franç. d'ophth.* Paris, 1891).

EAU OXYGÉNÉE

H_2O_2. Bioxyde d'hydrogène. Peroxyde

d'hydrogène. Contient de 5 à 10 fois son volume d'oxygène.

337. { Eau oxygénée. .... 20 gr. à 40 gr.
      { Vaseline........................ 20 —
      { Lanoline..... .... 10 —

Mode d'emploi. Topique.

Ind. thér. Blépharites, surtout à forme eczémateuse, a une action rapide et énergique, mais *décolore les cils* (Wolfberg, *Klin. Monat. f. Aug.*, 1890).

338. { Solution de bioxyde d'hydrogène
      {   de 10 o/o à 15 o/o............... 50 gr.
      { Ether sulfurique................. . 1 gtt.

Mode d'emploi. Instillation locale de quelques gouttes de cette solution, plusieurs fois par jour. Il faut avoir soin de conserver dans des flacons de verre noirci et à l'abri de la lumière.

Ind. thér. 1° Conjonctivite phlycténulaire.

2° Ophthalmie blennorrhagique. Si l'on instille, toutes les deux heures, une à deux gouttes de la solution précédente, on augmente l'efficacité des cautérisations au nitrate d'argent.

3° Affections cornéennes, même avec hypopion (P. Golovine, *Sem. méd.*, 1891).

339. | Eau oxygénée pure.

9

Mode d'emploi et ind. thér. Après avoir enlevé les croûtes des bords palpébraux, dans le cours d'une blépharite, on applique de l'eau oxygénée pure. L'action est très rapide, surtout dans les cas de blépharite ulcéreuse (C. Ayres, *Sem. méd.* 1894).

	Eau oxygénée......................	2 gr.
340.	Eau...............................	15 —
	Cocaïne..........................	Q. s.

Mode d'emploi. Irrigations sous-palpébrales, répétées 4 fois en 24 heures.

Ind. thér. Déterger les paupières dans les ophthalmies purulentes (Boucheron, *Soc. d'ophth. de Paris*, 1894).

PYROZONE

Sous ce nom on désigne une solution à 50 o/o d'eau oxygénée pure dans l'éther sulfurique.

341. | Pyrozone.

Mode d'emploi. Topique.

Ind. thér. Décolorant la peau avec une grande énergie, ce composé rend moins apparents les nœvi, verrues plates, macules cutanées de toute nature.

Il faut noter que l'emploi du pyrozone entraîne des picotements parfois assez douloureux et des démangeaisons cutanées (Ch. Allen, *Sem. méd.*, 1892).

P

PAPAÏNE

Principe actif contenu dans le suc du *Carica papaya* (Bixacées). C'est le plus puissant dissolvant connu de la fibrine, (2.000 fois son poids), elle dissout les substances albuminoïdes, sans les transformer en peptones.

342. { Papaïne.......................... } āā   5 gr.
     { Acide borique................. }

Mode d'emploi. Application sur la cornée, une à deux fois par jour.

Indic. thér. Pannus granuleux (Lydston. *Congrès de l'Association Médicale Américaine*, juin 1893).

343. { Papaïne............................. ogr.72
     { Borax............................... 30 —
     { Eau distillée....................... 7 — 20

Mode d'emploi. Topique. On répète l'application tous les jours.

Indic. thér. Papillome de la peau des

paupières (Bocquillon-Limousin, *Formu-laire des médicaments nouveaux et des médications nouvelles*. Paris, 1891).

PARACHLOROPHÉNOL

C^6H^4Cl. OH. Cristaux solubles dans l'eau et l'alcool.

344.	Parachlorophénol.	1 gr. à 2 gr.
	Eau distillée...................	100 —

Mode d'emploi. Injections sous-conjonctivales. Pour le *modus operandi*, voir n° 288. On pratique une injection de 1 à 2 divisions de la seringue à injections hypodermiques.

Indic. thér. Ulcère cornéen.

La suppuration est enrayée dans sa marche progressive et croissante et l'injection produit une action analgésique, quoique le malade éprouve dès l'injection une faible douleur durant de 3 à 5 minutes (Dolganoff, *Wratch*, 1894).

PARTHÉNINE

Alcaloïde du *Parthenium Hystero-phorus* (Composées).

Insoluble dans l'eau, soluble dans l'alcool.

345. | Parthénine......... ....   0 gr.50

Pour 1 cachet.

Mode d'emploi. Usage interne. Deux cachets en 24 heures.

Indic. thér. Névralgie faciale (Ulrici, *in* Bocquillon-Limousin, *Formulaire des alcaloïdes et des glycosides.* Paris, 1894).

BAUME DU PÉROU

Extrait du *Myroxylon Peruiferum* (Légumineuses).

346. { Pommade ophthalmique *quel-*
         conque.................. ....   10 gr.
         Baume du Pérou ....   0 gr.10 à 0 gr.30

Indic. thér. L'adjonction du baume du Pérou à la pommade ophthalmique produit une action anticatarrhale, antiseptique et cicatrisante. La pommade est parfaitement tolérée et n'irrite nullement le globe oculaire. Les opacités cornéennes sont aussi éclaircies par l'emploi de cette formule (G. Norsa, *Sem. méd.*, 1895).

PÉTROLE BRUT DU CAUCASE

On doit employer l'huile de pétrole du Caucase sans *aucune purification.*

347. | Pétrole brut du Caucase.

Mode d'emploi et indic. thér. 1° Conjonctivite catarrhale. On badigeonne deux fois par jour les paupières éversées, avec un pinceau trempé dans cette huile.

Asséchant la muqueuse, il a une action antiseptique réelle et, en outre, l'application est indolore (Trousseau, *Rec. d'ophth.*, 1891).

2° Conjonctivite diphtéritique. Toutes les deux heures, on nettoie avec soin les muqueuses palpébrales, y compris les culs-de-sac, avec un pinceau imbibé du pétrole brut (Vian, *Congrès d'ophthalmologie tenu à Edimbourg*, 1894).

3° Formes aiguës réactionnelles de la conjonctivite granuleuse (Dubar, *Th. de Paris*, 1894. — Ce travail émane du service du Dr Trousseau).

4° Bon adjuvant dans le traitement de la conjonctivite purulente (Dubar, *Loc. cit.*, 1894).

PHÉNACÉTINE

Phénédine. C'est l'éther éthylique du paramidophénol. C^6H^4.—OC^2H^5.—$NH (CO$—$CH^3)$.

Il en existe trois variétés : l'ortho, la meta et la para.

C'est cette dernière qui est employée en thérapeutique.

Poudre 0,65 p. sont solubles dans 1.000 p. d'eau, la solubilité dans la glycérine est plus élevée, très soluble dans l'alcool.

348. $\left\{\begin{array}{l}\text{Phénacétine.} \\ \text{Salol.}\end{array}\right\}$ $\overline{\overline{aa}}$ 2 gr. 50 à 4 gr.
 Caféine. 0 — 25 à 0 — 40

Pour 10 cachets.

Mode d'emploi. Usage interne. 2 à 4 cachets dans les vingt-quatre heures.

Indic. thér. Névralgie du trijumeau (Domanski, *Sem. méd.*, 1893).

PHÉNOL

Voir *Acide phénique*, n°s 24 et suivants.

PHOSPHORE ET SES COMPOSÉS

Ph. Corps solide insoluble dans l'eau, peu soluble dans l'alcool.

349. $\left\{\begin{array}{l}\text{Alcool à 60°.} \\ \text{Phosphore.}\end{array}\right.$ 10 gr.
 0 — 173

Chaque goutte de cette solution renferme 1/3 de milligramme de phosphore.

Indic. thér. Héméralopie essentielle. La guérison survient au bout de 5 jours au plus.

Mode d'emploi. Le premier et le deuxième jour, le malade absorbe trois gouttes, dans un quart de verre d'eau.

Le troisième et le quatrième jour, quatre gouttes, dans la même quantité d'eau.

Le cinquième et le sixième jour, cinq gouttes, toujours dans un quart de verre d'eau (Dumas, *Th. de Paris*, 1890).

PHOSPHURE DE ZINC

$Ph^2 Zn^3$. Insoluble dans l'eau. 8 milligr. de phosphure de zinc représentent 1 milligr. de phosphore.

Phosphure de zinc finement pulvérisé...............................	0 gr.80
350. Poudre de réglisse.................	1 — 00
Sirop de gomme....................	0 — 30

Pour 100 pilules (Formule de Vigier).

Chaque pilule représente 1 milligr. de phosphore.

Mode d'emploi. Usage interne. 1 à 5 pilules dans les 24 heures.

Indic. thér. Atrophie blanche des papilles (Panas, *Traité des maladies des yeux*. Paris, 1895).

PICROTOXINE

$C^9 H^{10} O^4$. Principe actif amer retiré des

semences du *Menispermum cocculus* (Ménispermacées). Cristaux solubles dans l'eau et l'alcool.

351. { Picrotoxine...................... 0 gr.002
{ Extrait aqueux d'ergot de seigle... 0 — 100

Pour 1 pilule.
Mode d'emploi. Usage interne. Trois pilules en vingt-quatre heures.
Indic. thér. Goître exophthalmique (Watkins, *Sem. méd.*, 1890).

PIPÉRAZINE ET SES SELS

$C^8H^{24}Az^2H^6$. Spermine.
C'est un alcaloïde artificiel qui existe à l'état naturel dans le sperme. Poudre cristallisée, très soluble dans l'eau.

URATE DE PIPÉRAZINE

352. | Urate de pipérazine.............. 0 gr.50

Pour un cachet.
Mode d'emploi. Usage interne. Un à deux cachets dans les 24 heures.
Indic. thér. Inflammations goutteuses et uriques du côté de l'iris, de la sclérotique ou de la choroïde (Galezowski, *Rec. d'ophth.*, 1894).

POIX LIQUIDE

Voir n° 55.

PSEUDO-ÉPHÉDRINE

$C^{10}H^{15}Azo$. Alcaloïde de l'*Ephedra vulgaris* (Gnétacées) existant dans cette plante à côté de l'Ephédrine. Employé à l'état de chlorhydrate.

CHLORHYDRATE DE PSEUDO-ÉPHÉDRINE

$C^{10}H^{15}Azo$. HCl. Cristaux très solubles dans l'eau et l'alcool.

353. { Chlorhydrate de pseudo-éphédrine.   10 gr. à 12 gr.
     { Eau distillée.....................   100 —

Mode d'emploi. Instillations dans le cul-de-sac oculo-palpébral.

Indic. thér. Mydriatique utile pour l'examen ophthalmoscopique.

La dilatation commence au bout de 30 à 35 minutes et dure de 5 à 9 heures, sans entraîner de modification dans le réflexe lumineux, le pouvoir accommodateur et le tonus intraoculaire. Les vaisseaux conjonctivaux et sous-conjonctivaux ne sont pas hypérémiés et l'œil n'éprouve aucun symp-

tôme irritatif (Gunsburg, *Arch. f. Aug..*
1890).

Q

QUININE ET SES SELS

$C^{20}H^{24}Az^2O^2$ + $3H^2O$. Alcaloïde du
*Cinchona calisaya, pitayensis, ledge-
riana* (Rubiacées). Cristaux presque insolubles dans l'eau; il faut 100 gr. d'eau pour
dissoudre 0 gr. 20 centigr. de quinine et
100 gr. d'alcool dissolvent 15 gr. de l'alcaloïde.

354. | Quinine très finement pulvérisée.

Mode d'emploi. Insufflation nasale.
Indic. thér. Dans œdème descendant
vers le nez et le sac lacrymal, consécutif à
l'ophthalmie blennorhagique (Reich Hollender, *Arch. of ophth.,* 1894).

CHLORHYDRATE DE QUININE BASIQUE

$C^{20}H^{24}Az^2$ HCl. Cristaux solubles dans
25 parties d'eau, 3 p. d'alcool à 90°. Contiennent 83,6 o/o de quinine.

355. { Chlorhydrate de quinine basique... 1 gr.
{ Eau distillée........................ 90 —

Indic. thér. Ophthalmie blennorhagique.

Mode d'emploi. Lotions et compresses glacées. On doit joindre l'emploi du nitrate d'argent de 2 à 6 o/o (Reich Hollender. *Arch. of ophth.*, 1894).

SULFATE DE QUININE NEUTRE

$C^{20}H^{24}Az^2O^2,SO^4H^2 + 7H^2O$. Cristaux solubles dans 11 p. d'eau, très solubles dans l'alcool, contient 59, 12 p. 100 de quinine.

356.
{ Sulfate de quinine.................... 0 gr.25
{ Poudre fraîche de feuilles de digitale........................... 0 — 10

Pour 1 cachet.

Mode d'emploi. Usage interne. Un cachet par jour.

Indic. thér. Chémosis. On obtient de bons résultats, même quand le chémosis complique un ulcère cornéen et existe indépendamment de toute lésion cardiaque.

Ce traitement donne de meilleurs résultats que les moyens chirurgicaux, tels que les scarifications (B. Lauze, *Sem. méd.* 1892).

357.
{ Sulfate de quinine............ }
{ Analgésine.................... } $\overline{aa}$ 1 gr.50
{ Extrait thébaïque................ }   0 — 05

F. S. A. 20 pilules semblables.

Indic. thér. Migraine ophthalmique à forme périodique.

Mode d'emploi. La veille de l'accès, on prend cinq pilules au moment de se coucher. Le lendemain matin, on prend encore cinq pilules, puis encore à deux reprises cinq pilules séparées chaque fois par une ou deux heures d'intervalle avant l'apparition présumée du mal (Ciro. L. Urriola, *Sem. méd.* 1892).

358. | Sulfate de quinine.

Mode d'emploi. Usage interne.

Indic. thér. 1° Manifestations telluriques oculaires dont les principales sont la kératite ulcéro-panneuse, la blennorhée du sac lacrymal, la conjonctivite simulant la conjonctivite gonorrhéique, l'iritis tellurique et même l'iritis atonique accompagné de cataracte.

Toutes ces affections et même la cataracte sont enrayées par l'usage interne du sulfate de quinine (Chibret, *Soc. d'ophth.* 1894).

2° Héméralopie (Adamuk, *Wiest. Oftal.* 1892).

3° Artérite rétinienne d'origine infectieuse (Teillais, *Bull. et mém. de la Soc. Franç. d'ophth.* Paris, 1894).

359. { Sulfate de quinine neutre.......... 0 gr. 10
     { Eau distillée...................... . 10 —

Mode d'emploi. Instillations.

Indic. thér. Ulcération cornéenne, sans symptômes d'irritation iridienne (R. Villiams et Puech, *Gazette hebdomadaire des sciences médicales de Bordeaux*, 1893).

359 bis.	Sulfate neutre de quinine....... o gr.10	
	— — d'atropine....... o — 05	
	Eau distillée................. 10 —	

Mode d'emploi. Instillations.

Indic. thér. Dans ulcère cornéen compliqué d'iritis.

Rem. Ces deux formules donnent d'excellents résultats, elles modifient avantageusement les sécrétions conjonctivales sans irriter le moins du monde la surface ulcérée de la cornée (R. Villiams et Puech, *Loc. cit.*, 1893).

360.	Sulfate de quinine................ 2 gr.	
	Acide chlorhydrique dilué......... o — 75	
	Eau distillée.................... 180 —	

Mode d'emploi. Topique.

Indic. thér. Détruit le gonocoque de Neisser dans l'ophthalmie des nouveau-nés (Reich Hollender, *Revue générale d'ophtalmologie*, 1895).

R

RÉSORCINE

$C^2H^6O^2$. Dioxybenzine. Poudre très soluble dans l'eau et l'alcool.

	Résorcine................		
361.	Lait de soufre...........	āā	0 gr.30
	Vaseline.................		10 —

Mode d'emploi. Topique.
Indic. thér. Blépharite squameuse (Gradle, *Centr. f. prak. Aug.*, 1890).

	Résorcine................		0 gr.75
	Oxyde de zinc...........		2 —
362.	Acide salicylique........	āā	
	Acide lactique..........		0 — 50
	Vaseline.................		17 —

Mode d'emploi. Topique diurne.
Indic. thér. Lupus érythémateux des paupières (Brocq, *Traité des maladies de peau.* Paris, 1890).

	Résorcine................	1 gr.à 4 gr.
363.	Eau distillée............	100 —

(Formule de Dujardin-Beaumetz.)
Mode d'emploi et indic. thér. Bain instrumental pour les outils chirurgicaux destinés aux opérations oculaires.

(Englebienne *in :* Landolt, L'opération de la cataracte de nos jours. *Arch. d'ophth.,* 1892).

Rem. La résorcine est très supportable pour l'œil humain jusqu'à la dose de 1 à 1,5 o/o, au delà, elle l'irrite. C'est donc cette dose que l'on doit prescrire dans le cas où l'on voudrait se servir de collyres rendus aseptiques par la résorcine (E. Franke, *Alb. v. Graef. Arch. f. Ophth.,* 1891).

364.	Résorcine.......................	1 gr.
	Vaseline........................	10 —

Mode d'emploi. Topique. Onction répétée plusieurs fois par jour.

Indic. thér. Démangeaisons de la blépharite pityriasique (Trousseau *in :* Lefert, *Pratique journalière des Hôpitaux de Paris.* Paris, 1892).

365.	Résorcine.......................	1 gr.
	Eau distillée....................	30 —

Indic. thér. Eczéma séborrhéique.

Mode d'emploi. Usage interne. Une à deux cuillerées à café de cette solution dans une demi-tasse d'infusion chaude de camomille. On répète ce traitement le matin et le soir et l'on y joint des onctions avec la pommade résorcinée n° 364 (Leloir, *Bull. méd.,* 1895).

RÉTINOL

Rosinol. Résinol. Huile de résine. $C^{35}H^{16}$.

365 *bis.* Hydrocarbure liquide résultant de la distillation sèche de la colophane.

Dissout le salol, le naphtol, le *phosphore.*

De cette dernière propriété résulte qu'on l'a formulé comme excipient du phosphore dans le traitement des troubles oculaires liés à l'ataxie locomotrice, des névralgies du trijumeau, etc.

ROTOÏNE

$C^{24}H^{60}O^{15} + 4H^2O$. Glucoside provenant de la racine du *Scopolia japonica* vulgo *Roto* (Solanées). Cristaux solubles dans l'alcool et peu dans l'eau.

366. { Rotoïne........................... o gr.o5
      { Eau distillée...................... 30 —

Mode d'emploi. Instillations.

Indic. thér. Mydriatique dont l'action dure pendant huit jours environ, ne produisant pas d'irritation et entraînant une diminution des phénomènes douloureux locaux, elle est indiquée dans :

1° Kératites, même dans la forme interstitielle.

2° Ulcères cornéens.

3° Iritis (Waring *in :* Bocquillon-Limousin, *Formulaire des alcaloïdes et des glucosides.* Paris, 1894).

S

SAFRAN

Divisions stigmatifères du style du *Crocus sativus* (Iridées).

Voir n°s 61 *bis*, 61 *ter*.

SALOL

Voir Salicylate de phényle, n°s 47 et 48.

SALOPHÈNE

Acet-para-amido-salol. Se dédouble dans l'organisme en salicylate de soude et acetyl paramidophénol.

367. | Salophène .... 1 gr.

pour un cachet.

Mode d'emploi. Un cachet, toutes les deux heures, jusqu'à disparition des phénomènes morbides. La dose maxima en 24 heures est de 6 grammes, mais on peut la continuer plusieurs jours de suite.

Ind. thér. Névralgie du trijumeau (Crammer, *Sem. méd.* 1892).

SCOPOLAMINE ET SES SELS

$C^{17}H^{23}Azo^3$. Alcaloïde retiré de la racine du *Scopolia atropoïdes* (Solanées), dont l'existence est contestée par le professeur Schmidt (de Marbourg) qui croit qu'il s'agit là d'un mélange d'alcaloïdes (atropine-hyoscine-hyoscyamine) qui d'ailleurs, selon le développement de la plante, l'époque de la récolte, etc., pourraient se convertir l'une en l'autre.

BROMHYDRATE DE SCOPOLAMINE

Cristaux solubles dans l'eau.

368.	Bromhydrate de scopolamine.......	o gr.10
	Eau distillée....................	50 —

Mode d'emploi. Instillations. Chez l'enfant, on ne doit pas dépasser une à deux gouttes par jour ; mais chez l'adulte on peut atteindre le chiffre de XXX.

Ind. thér. Mydriatique qui détruit complètement le spasme accommodateur, ne produit pas de phénomènes cérébraux et n'augmente pas dans le glaucome la tension intra-oculaire (Von Krudener, *St-Petersburger méd. Woch.* 1894).

369. { Bromhydrate de scopolamine....... o gr. 025
{ Eau distillée..................... 50 —

Mode d'emploi. Instillations.

Ind. thér. Mydriatique produisant une dilatation pupillaire plus rapide et plus durable qu'avec l'atropine. Toutes les fois que l'on a à craindre une élévation du tonus intra-oculaire, il faut préférer à l'atropine cette solution qui, d'ailleurs, n'engendre pas de conjonctivite. C'est donc un succédané précieux de l'atropine dans le cas où celle-ci produit des poussées de conjonctivite (Vierling, *Beitræge zur Augenheilkunde,* 1894).

CHLORHYDRATE DE SCOPOLAMINE

Cristaux solubles dans l'eau.

370. { Chlorhydrate de scopolamin.. o gr. 10 à o gr. 20
{ Eau distillée............... 100 —

Mode d'emploi. Instillations.

Ind. thér. 1° Mydriatique équivalent au point de vue de la dilatation pupillaire à une solution de sulfate d'atropine à 0,50 p. 100 ou 1 p. 100.

Il n'a pas d'action sur la pression intra-oculaire, n'est pas irritant, ne produit aucun phénomène général (ni sécheresse de la gorge, ni excitation de l'organisme avec rougeur de la face, etc.) (Kobert, *Sem. méd.* 1892).

2° Kératite suppurative. On instille 6 à 7 gouttes dans les 24 heures ou bien avec des intervalles de 15 minutes seulement (Röhlmann, *Klin. Mon. f. Aug.* 1893).

3° Pannus (Röhlmann, *Loc. cit.* 1893).

Rem. Bien que ces résultats très impor-tants au point de vue thérapeutique aient été confirmés par Snellen Junior, *Société néerlandaise d'ophthalmologie* 1893, — Bellarminow, *Wratch,* 1893, etc., certains auteurs prétendent que l'action du chlorhydrate de scopolamine est moins durable que celle du sulfate d'atropine, la pupille redevenant impressionnable à la lumière au bout de trois jours (K. Hogrefe, *Thèses de Gottingue,* 1893), que l'instillation produit pendant une minute une sensation de brûlure locale (K. Hogrefe, *Loc. cit.* 1893), et que la tension intra-oculaire est élevée par l'emploi de cette substance (O. Walter, *Klin. Mon. f. Aug.,* 1895).

371. | Chlorhydrate de scopolamine...... 5 gr.
      | Eau distillée..................... 100 —

Mode d'emploi. Instillations.

Ind. thér. 1° Mydriatique très énergique qui, en un laps de temps s'élevant de 10 minutes à 50 minutes, produit une paralysie complète de l'accommodation.

2° Ulcère cornéen.

3° Iritis.

4° Sclérite.

5° Glaucome (Pooley, *New-York Méd. Journ.* 1894).

Rem. A cette dose, on note assez souvent des effets toxiques.

372. { Chlorhydrate de scopolamine .....   10 g. à 20 g.
{ Eau distillée.....................   100 —

Mode d'emploi. Instillations dans le cul-de-sac oculo-palpébral, en ayant soin de boucher hermétiquement les conduits lacrymaux pour éviter les effets généraux qui se produisent très rapidement avec une solution aussi concentrée.

Ind. thér. Mydriatique d'une énergie extrême qui paralyse complètement le muscle accommodateur au bout de 20 à 30 minutes et produit une mydriase subsistant de 5 à 8 jours (Harvey Smith, *New-York Med. Journ.* 1894).

SÉROTHÉRAPIE

La sérothérapie est une médication récente consistant à guérir un malade atteint d'une affection due à l'action d'un microbe déterminé ou du moins aux toxines sécrétées par ce microbe, en injectant à ce malade du sérum fourni par un animal immunisé contre l'action de ce microbe.

Cette méthode générale, qui aura certainement dans l'avenir des résultats des plus féconds, n'a encore reçu en oculistique qu'une application pratique, celle du traitement de la diphthérie oculaire.

Sérum anti-diphthéritique

373. Il en existe plusieurs variétés dont le pouvoir varie selon l'espèce. Les plus employés sont :

1° Sérum anti-diphthéritique de Roux (c'est celui qu'on emploie en France).

2° Antitoxine de Klein (usitée en Angleterre).

3° Sérum anti-diphthéritique de Behring (Allemagne-Belgique).

Mode d'emploi. Injection hypodermique, variant de 4 à 20 cent. cubes, pratiquée au niveau du flanc, en ayant soin de pénétrer dans le tissu cellulaire sous-cutané.

Le sérum doit être conservé à l'abri de la lumière.

Ind. thér. 1° Diphthérie oculaire.

2° Parésies accommodatives consécutives à des diphthéries pharyngées.

Rem. Comme toute méthode à ses débuts, l'emploi de la sérothérapie en ophthalmologie a ses chauds partisans et ses détracteurs. Pour présenter *sans conclure* les principales pièces du débat, nous donnons ci-dessous classées des observations de diphthérie oculaire où le sérum anti-diphtéritique a été expérimenté, en ayant soin d'indiquer les doses et la provenance du sérum injecté.

1º OBSERVATIONS OU L'EMPLOI DE LA SÉROTHÉRAPIE A PRODUIT DE BONS RÉSULTATS.

1º Injection d'une dose thérapeutique de sérum anti-diphthéritique de Behring chez une fillette d'un an atteinte de diphthérie oculaire (Coppez, *Société des sciences médicales et naturelles de Bruxelles*, 20 octobre 1894).

2º Injection d'une dose thérapeutique du sérum anti-diphthéritique de Behring dans un cas de diphthérie oculaire (Coppez, *Journal de médecine et de chirurgie de Bruxelles*, 24 novembre 1894).

3º 4º 5º Guérison de parésies accommodatives consécutives à des diphthéries pharyngées, au moyen des injections du sérum anti-diphthéritique de Behring (Schmidt-Rimpler, *Cent. für prak. Aug.* 1894).

6º Diphthérie oculaire guérie par trois injections à la dose de 4 grammes chacune d'antitoxine de Klein (Jessop, *Soc. ophth. du Royaume-Uni*, 1895).

7° Diphtérie oculaire guérie par deux injections, à la dose de 4 grammes chacune, d'antitoxine de Klein (Jessop, *Soc. ophth. du Royaume-Uni*, 1895).

8° et 9° Guérison de deux cas de diphthérie oculaire, chaque avec 10 cent. cubes de sérum anti-diphtéritique de Roux (Morax, *Ann. d'ocul.* 1895).

10° Guérison de diphthérie oculaire avec 20 cent. cubes de sérum anti-diphthéritique de Roux (Morax, *Loc. cit.* 1895).

11° Diphthérie oculaire guérie avec 65 cent. cubes de sérum anti-diphthéritique de Roux (Morax, *Loc. cit.* 1895).

12° Bon résultat obtenu dans un cas de diphthérie oculaire avec le sérum anti-diphthéritique de Roux (Desseaux, *Normandie médicale*, 1895).

13° Une première injection de 10 cent. cubes suivie d'une seconde de 10 cent. cub. (sérum de Roux) a produit une guérison de conjonctivite diphthérique. A noter l'emploi simultané du jus de citron (Lagrange, *Société de Médecine de Bordeaux*, mars 1895).

14° Bon résultat dans le cours d'une diphthérie oculaire produit par trois injections de 10 cent. cubes de sérum (de Lautsheere, *Société médico-chirurgicale de Brabant*, 5 mars 1895).

15° Guérison d'un cas de diphthérie oculaire avec le sérum de Behring (Hoppe, *Deutsche med. Wochenschr.*, 21 mars 1895).

16° Guérison d'un cas de diphthérie oculaire avec le sérum de Behring (Baginski, *Die Serumtherapie der Diphterie*. Berlin, 1895, p. 122).

17° Guérison d'un cas de diphthérie oculaire avec le sérum de Behring (Recken, *Central. für prak. Augenh.*, 1895).

2° OBSERVATION OU L'EMPLOI DE LA SÉROTHÉRAPIE A PRODUIT DES RÉSULTATS DOUTEUX.

A lire en entier à ce sujet le travail du professeur Gayet (*Arch. d'ophth.*, 1895).

3° OBSERVATIONS OU L'EMPLOI DE LA SÉROTHÉRAPIE A PRODUIT DES INSUCCÈS COMPLETS.

1° Insuccès dans un cas de conjonctivite pseudo-membraneuse à streptocoques purs malgré trois injections successives de 6 cent. cub., 7 cent. cub., 8 cent. cub. de sérum anti-diphthéritique de Roux (Darier, *Soc. d'ophth. de Paris*, 1895).

2° Insuccès dans un cas de conjonctivite pseudo-membraneuse à gonocoques et à staphylocoques. On pratiqua une seule injection (A Terson, au nom de M. Sourdille, *Soc. d'ophth. de Paris*, 1895).

Remarque générale.

Il semble résulter de toutes les observations ci-dessus que le sérum anti-diphthéritique ne produit de bons résultats que dans la diphthérie oculaire vraie (Bacille de Lœffler pur ou associé).

SODIUM ET SES COMPOSÉS

Na. Métal inusité en oculistique.

OXYDE DE SODIUM

(Soude) NaHo. 60 parties sont solubles dans 100 p. d'eau ; la solubilité dans l'alcool est beaucoup plus grande.

374.	Soude caustique......	1 gr.
	Eau distillée......	100 —

Ind. thér. et mode d'emploi. On laisse les instruments destinés aux opérations oculaires pendant une demi-minute dans la solution précédente bouillante. On obtient ainsi une antisepsie absolue (Eversbuch-Schröter, *in :* Landolt, *L'opération de la cataracte de nos jours, Arch. d'ophth.* 1892. — Dohnberg, 5ᵉ *Congrès des médecins russes tenu à St-Pétersbourg du* 27 *décembre* 1893 *au* 3 *janvier* 1894).

ARSÉNIATE DE SOUDE

$Aso^4Na^2H, 7H^2o$. Cristaux solubles dans

4 parties d'eau, 60 p. d'alcool, 2 p. de glycérine.

Voir nº 80.

CHLORURE DE SODIUM

NaCl (sel marin). Cristaux solubles dans 3 p. d'eau, 5 p. de glycérine, très peu solubles dans l'alcool.

375.	Chlorure de sodium..............	6 gr. à 7 gr.
	Eau distillée....................	1000 —

Mode d'emploi. et ind. thér. Cette formule constitue la *solution physiologique* de chlorure de sodium. Il faut la stériliser par l'ébullition. On fait chauffer cette solution à 30° C et on s'en sert pour le lavage de la chambre antérieure après l'extraction de la cataracte. Le lavage destiné à enlever les masses molles persistantes et à aseptiser la chambre antérieure doit être abondant (Gayet, *Bull. et mém. de la Soc. franç. d'ophth*. Paris, 1895).

376.	Chlorure de sodium.............	2 gr.
	Eau distillée....................	100 —

Stériliser soigneusement cette solution.

Mode d'emploi. Injections sous-conjonctivales.

Pour la technique opératoire, voir nº 288.

Ind. thér. Kératites destructives, même avec hypopion (Schiess, *Sem. méd.* 1895. — Arnold Marti, *Th. de Bâle*, 1894).

377.   { Chlorure de sodium.............   o gr.75
       { Eau distillée.....................   100 —

F. S. A. Solution stérilisée.

       { Corps vitré frais de lapin..........   Q. s. pour
         constituer une masse facilement injectable en
         mélangeant avec la solution précédente.

Ind. thér. Décollement de la rétine.

Mode d'emploi. On évacue le liquide qui se trouve en avant et en arrière de la rétine décollée et on injecte dans l'espace prérétinien quelques gouttes du mélange précédent (Deutschmann, *Sem. méd.* 1895).

378.   { Chlorure de sodium...............   o gr.04
       { Eau distillée.....................   100 —

Mode d'emploi. Instillations.

Ind. thér. 1° Dessèchement de la cornée d'origine trophique, dans le cours des maladies infectieuses et principalement de la fièvre typhoïde.

2° Dessèchement de la cornée d'origine mécanique, dans l'évolution d'un goître exophthalmique dont les symptômes oculaires étaient assez graves pour que les paupières ne puissent plus recouvrir le globe (Berger, *Bulletins de la Société de Biologie*, 1894).

379.   { Chlorure de sodium..............   o gr.20
       { Eau distillée.....................   10 —

Ind. thér. Anesthésie locale de la peau

et des tissus sous-jacents. Utile dans les opérations sur les paupières, les ablations de kyste dermoïde de la queue du sourcil, etc.

Mode d'emploi. Après avoir rendu aseptique le champ opératoire, on introduit une fine aiguille aseptique de seringue à injections hypodermiques chargée de la solution précédente *refroidie* à travers l'épiderme dans le corps papillaire. L'aiguille doit pénétrer *obliquement*. On obtient, après injection de quelques gouttes de la solution, une plaque blanche qui est anesthésique dans toute l'épaisseur de la peau et même dans les tissus sous-jacents, pendant 2 à 20 minutes. En introduisant l'aiguille à la périphérie de la plaque et en répétant l'injection, on obtient une anesthésie complète dans l'étendue voulue (Wurdemann, 46ᵉ *Session annuelle de l'Association médicale Américaine,* mai 1895.)

HYPOCHLORITE DE SOUDE

(Liqueur de Labarraque.)

380. { Liqueur de Labarraque.......... 2 gr. à 5 gr.
{ Eau distillée.................. 100 —

Ind. thér. Ophthalmie purulente.

Mode d'emploi. Irrigations sous-palpébrales à la température de 37° à 38°, deux fois par jour. On se sert d'une poire en caoutchouc de 150 cent. cubes à 200 cent.

cubes munie d'une canule de caoutchouc rouge. On pratique d'abord l'irrigation sous la paupière supérieure, puis sous l'infé·rieure (E. Doyen, *Ann. d'ocul.*, 1895).

PHOSPHATE DE SOUDE

$Pho^4Nao^2H + 12\ H^2O$. Cristaux solubles dans 4 parties d'eau, insolubles dans l'alcool.

381. { Phosphate de soude.............. 2 gr.
     { Eau distillée de laurier-cerise...... 100 —

Ind. thér. Névralgie rebelle du trijumeau.

Mode d'emploi. On pratique, le premier jour, une injection hypodermique de un cent. cube et on augmente graduellement jusqu'à injecter trois centim. cubes le quatrième jour.

On continue cette dose, tous les jours, jusqu'à la guérison complète qui s'est produite sept fois sur dix cas (Glorieux, *Sem. méd.*, 1893).

382. { Phosphate de soude .... 2 gr.
     { Alcool.............................. 5 —
     { Eau stérilisée..................... 100 —

Ind. thér. Névralgie du trijumeau.

Mode d'emploi. Le premier jour, on injecte dans la peau un cent. cube, le second jour deux cent. cubes, le troisième jour trois cent. cubes, et à partir de ce moment on continue les injections hypodermiques tous les jours, à cette dose, jusqu'à disparition des phénomènes morbides.

Cette formule a l'avantage d'être moins irritante localement que la précédente (Crocq fils, *Sem. méd.*, 1893).

SULFATE DE SOUDE

So^4 Na^2 + 10 H^2O. Cristaux solubles dans 3 p. d'eau, 1 p. de glycérine, insolubles dans l'alcool.

383. { Solution physiologique de chlorure
       { de sodium...................... 1 litre.
       { Sulfate de soude................. 20 gr.

Ind. thér. Désinfection des culs-de-sac conjonctivaux.

Mode d'emploi. Irrigations sous-palpébrales de 150 à 200 cent. cubes du liquide précédent à la température de 30° C à 40° C (Morax, *Th. de Paris*, 1894).

Pour le *modus operandi*, voir n° 76.

SOLVÉOL

C'est du crésylol dissous au moyen du créosotinate de soude.

C'est un antiseptique énergique miscible à l'eau en toutes proportions.

Il offre sur le lysol et la créoline l'avantage de ne pas être glissant.

384. { Eau distillée..................... 1000 gr.
      { Solvéol.......................... 5 —

Ind. thér. Antiseptique. Sert au nettoyage de la peau et à l'antisepsie des instruments.

SOUDE

Voir n° 374.

SOUFRE

S. Insoluble dans l'eau.

385. { Soufre lavé................ 0 gr. 20 à 0 gr. 30
     { Vaseline................. 10 —

Mode d'emploi. Topique.
Ind. thér. Blépharite squameuse (Gradle, *Cent. f. prak. Aug.*, 1890).

386. { Lait de soufre.................... 3 parties.
     { Vaseline .... 100 —

Mode d'emploi. Topique.
Ind. thér. Blépharite squameuse (Gradle, *Loc. cit.*, 1890).
Rem. Dans cette dernière formule, on peut modifier la quantité de soufre, suivant la gravité de l'affection.

387. { Lait de soufre..................... 1 gr.
     { Résorcine......................... 1 —
     { Vaseline.......................... 4 —

Mode d'emploi. Topique.
Ind. thér. Blépharite hypertrophique (Gradle, *Loc. cit.*, 1890).

SOZOIODOL ET SES SELS

Le sozoïodol est de l'acide diiodoparaphé-nylsulfurique qui produit des sels cristalli-sés. C'est un puissant antiseptique, succé-dané inodore de l'iodoforme.

Il contient pour 100 gr.   54 gr. d'iode.
7 — de soufre.
20 — de phénol.

SOZOÏODOLATE DE SOUDE

Cristaux très solubles dans l'eau, l'alcool et la glycérine.

388.
Sozoïodolate de soude.....	0 gr. 25 à 0 gr. 50
Sulfate neutre d'atropine...	0 — 05
Vaseline...................	10 —

Mode d'emploi. Topique, à appliquer de une à trois fois par jour.

Ind. thér. 1° Ulcères cornéens. Ils ne doi-vent être ni trop profonds, ni trop étendus.

2° Infiltrations de la cornée (Kératites diffuse parenchymateuse, ponctuée superfi-cielle) (Goldzieher, *Cent. f. prak. Aug.*, 1894).

SOZOÏODOLATE DE ZINC

Cristaux solubles dans l'eau et la glycé-rine.

389. | Sozoïodolate de zinc en petits cristaux.

Ind. thér. Ulcères cornéens.

Mode d'emploi. Après avoir anesthésié la cornée avec une solution de chlorhydrate de cocaïne, on applique sur la surface ulcérée des petits cristaux de sozoïodolate de zinc.

Il se produit une eschare laiteuse, sans tendance à la diffusion.

On répète ce pansement toutes les 24 h. jusqu'à disparition de l'ulcération.

Il en résulte une taie consécutive, mais de très peu d'étendue.

Ce traitement a l'avantage d'empêcher l'infection microbienne de se propager (Nicati, *Sem. méd*. 1891).

SPIGELINE

390. Principe actif non azoté retiré des tiges du *Spigelia marilandica* (Loganiacées), incristallisable, soluble dans l'eau et dans l'alcool.

C'est un mydriatique très incomplètement étudié.

STÉRÉSOL

Composé complexe dû à Berlioz, remplaçant avantageusement le collodion.

La formule du stérésol est la suivante :

Gomme laque	270	gr.
Benjoin	10	—
Acide phénique	100	—
Baume de tolu	10	—
Essence de cannelle	6	—
Saccharine	6	—
Alcool	Q. s. p. 1 litre	

390 bis. | Stérésol.

Mode d'emploi. Application locale.

Ind. thér. Occlusion antiseptique. A permis à une fistule lacrymale cautérisée de se cicatriser d'une façon parfaite (H. Armaignac, *Rec. d'ophth.*, 1895).

STRYCHNINE ET SES SELS

$C^{21}H^{20}Az^2O^2$. Cristaux solubles dans 7000 p. d'eau, 1200 p. d'alcool, dans 100 p. d'huile d'olives. C'est un alcaloïde extrait de la noix vomique, la fève de saint Ignace, etc.

AZOTATE DE STRYCHNINE

$C^{21}H^{22}Az^2 O^2, HAzo^3$. Aiguilles solubles dans l'eau, peu solubles dans l'alcool.

391. { Azotate de strychnine	0 gr. 51	
Eau distillée	28	

Ind thér. Amblyopie nicotinique et alcoolique.

Mode d'emploi. Injection hypodermique de 2 à 3 mill., c'est-à-dire 2 à 3 divisions de la seringue de Pravaz, dans la région du biceps brachial. On augmente progressivement la dose jusqu'à ce que l'on obtienne des phénomènes d'intoxication qui se produisent généralement à la dose de 20 mill. (Melville Black, *The New-York Med. Journ.*, 1891).

SULFATE DE STRYCHNINE

$C^{21}H^{22}Az^2 O^2, SO^4H^2 + 5 H^2O$. Cristaux solubles dans 10 p. d'eau, 75 p. d'alcool.

392.	Sulfate de strychnine...............	0 gr.05
	Eau distillée......................	10 —

Chaque gramme contient *cinq milligrammes* de substance active.

Ind. thér. et Mode d'emploi. 1° Mydriase essentielle.

Injection hypodermique à la dose de un milligramme chaque fois, c'est-à-dire 4 gtt. de liquide. Ces injections doivent être répétées deux fois par semaine.

Rem. Au bout de neuf injections, la guérison est survenue (J. Malgat, *Rec. d'ophth.*, 1894).

2° Amblyopie par circulation. On injecta d'abord un millig. à la tempe gauche, puis un millig. à la tempe droite le lendemain. Dès la 2ᵉ injection le scotome avait disparu et l'acuité visuelle était augmentée. Le troisième jour, on porta la dose à 2 mill. de sulfate de strychnine (8 gouttes) et en continuant tous les jours les injections à cette dose en alternant à l'une et l'autre tempe, on eut une guérison complète (G. Sous, *Sem. Méd.*, 1895).

3° Atrophie blanche. Les injections sous-cutanées furent continuées *très longtemps* pendant deux ans, quinze jours par mois.

Pendant la quinzaine de traitement, elles étaient répétées tous les jours. La dose était d'un mill. L'amélioration fut telle que le malade qui ne pouvait distinguer le jour de la nuit arriva à lire des caractères d'imprimerie. Cette observation des plus intéressantes montre que, dans le traitement de l'atrophie optique par les injections hypodermiques de sulfate de strychnine, il faut le continuer très longtemps avant de porter un pronostic fatal (Malgat, *Rec. d'opth.*, 1894).

STROPHANTUS HISPIDUS

Plante de la famille des Apocynées, dont les graines contiennent le principe actif.

393.   { Teinture de semences de Strophantus hispidus au 1/5.

Ind. thér. Goître exophthalmique.

Mode d'emploi. Usage interne. On prend 8 à 10 gouttes de cette teinture à l'intérieur, au moment des repas, trois fois par jour. Il faut augmenter progressivement jusqu'à prendre 20 à 25 gouttes par chaque dose, soit de 60 à 75 gouttes par jour.

Ces doses élevées sont nécessaires, les faibles *n'ayant aucun effet.*

Avec ce traitement, non seulement il y a une très grande amélioration des phénomènes vasculaires, mais l'exophthalmos lui-même diminue (Fergusson, *The Journal of the American Medical Association.* — Pope, *The New-York Med. Journ.,* 1890).

STROPHANTINE

$C^{31}H^{48}O^{12}$. C'est le glycoside retiré des graines du *Strophantus hispidus* et qui en constitue le principe actif.

Cristaux solubles dans 40 p. d'eau et 13 p. d'alcool.

394.	Strophantine......................	o gr.25
	Eau distillée......................	10 —

Mode d'emploi. Instillation d'une goutte.

Ind. thér. Produit au bout de trente minutes une anesthésie cornéenne qui dure 6 heures au moins. Son action est très peu irritante et cette substance ne produit pas de mydriase. C'est donc un agent thérapeutique à se souvenir à l'occasion, à cause de la longue durée de l'anesthésie (Rommel, *Alb. v. Graef. Arch. f. Aug.*, 1893).

T

TANNIN

$C^{14}H^{10}O^9$. Acide tannique. Très soluble dans l'eau, l'alcool.

395.	Tannin......................	1 gr.50
	Eau distillée..................	20 —

Mode d'emploi. Instillations jointes à des lavages répétés avec une simple décoction d'espèces aromatiques.
Ind. thér. Ophthalmie purulente des nouveau-nés (Constantin Paul, *Société de thérapeutique*, 1890).

395 bis. | Tannin.

Mode d'emploi. Insufflations.
Ind. thér. Dernière période du trachome

aigu (Sattler, *Die Trachombchandlung einst und jetzt*, Berlin, 1891).

Rem. Il existe un *tannin dialysé* complètement exempt d'acide gallique ; c'est celui-là qui doit être, dans tous les cas, prescrit de préférence.

TERPINOL

Terpine. C'est de l'hydrate d'essence de térébenthine cristallisée. $C^{10}H^{16}2H^{2}o + Aq$.

Cristaux solubles dans 2.000 p. d'eau, 14,5 p. d'alcool, très solubles dans les huiles.

396.
Terpinol......................	} āā	5 gr.
Huile de vaseline.............		
Iodoforme.......................		o — 50

Mode d'emploi. Topique.

Ind. thér. Dans le cours de l'ophthalmie purulente des nouveau-nés, quand il y a une sécrétion très abondante et des lésions cornéennes (Valude, *Les ophthalmies des nouveau-nés*. Paris, 1895).

397.
Terpinol......................	} āā	5 gr.
Huile d'amandes douces.......		
Iodoforme.......................		o — 50

Mode d'emploi et ind. thér. Comme pour la formule précédente (Valude, *Loc. cit.*, 1895).

THYMOL ET SES COMPOSÉS

$C^{10}H^{13}OH$. Essence du *Thymus vulgaris* (Labiées) quand la plante est fleurie. Soluble dans 150 p. d'eau, très soluble dans l'alcool.

Antiseptique puissant.

Entre dans la composition des pastilles de Rotter. Voir n° 11.

THYMOLATE DE MERCURE (THYMOL ACÉTATE DE MERCURE)

Poudre cristalline presque insoluble dans l'eau, soluble dans l'alcool.

398. { Thymol acétate de mercure........ 1 gr.
      { Huile d'olives stérilisée.......... 10 —

Mode d'emploi. Injection hypodermique. Elle doit être pratiquée profondément et en pleines masses musculaires.

Ind. thér. Localisations syphilitiques de l'appareil oculaire (Du Castel, *Revue générale de clinique et de thérapeutique*, 1893).

DITHYMOL BIIODÉ (ARISTOL)

$C^{20}H^{24}(OI)^{2}$. Contient 45 o/o d'iode. Poudre soluble dans l'eau, la glycérine, peu soluble dans l'alcool, s'altérant à la lumière où elle perd une partie de son iode. C'est un succédané énergique de l'iodoforme, sans odeur.

399.
{ Aristol............................ 1 gr.
{ Vaseline...................... } $\overline{aa}$ 5 —
{ Lanoline.....................

Mode d'emploi. Topique.

Ind. thér. 1° Conjonctivite phlycténulaire, quand l'action du précipité jaune est épuisée.

2° Kératite papuleuse avec tendance à la chronicité et à l'ulcération.

3° Blépharite avec ulcération du bord ciliaire ou hypertrophie (Meurer, *Sem. Méd.*, 1890).

400.
{ Aristol........................ 1 gr.
{ Sulfate neutre d'atropine........... 0 — 25
{ Vaseline..................... 25 —

Ind. thér. Ulcère grave de la cornée sans manifestations intenses du côté du système de l'uvée.

Mode d'emploi. Application locale, suivie d'un pansement ouaté occlusif, après avoir saupoudré l'ulcération de poudre d'aristol (Vignes, *Recueil d'ophth.*, 1892).

401.
{ Aristol........................ 0 gr. 50
{ Vaseline..................... 10 —

Mode d'emploi. Appliquer, chaque soir, gros comme un grain de blé, à la base des cils.

Ind. thér. 1° Blépharite ulcéreuse.

2° Orgeolets à répétition (Hense, *Sem. Méd.* 1895).

THYROÏDINE

401 *bis.* Extrait de glande thyroïde.

Modus fabricandi. On hache des glandes thyroïdes de mouton que l'on additionne de leur poids d'une solution physiologique de chlorure de sodium (6 à 7 p. 1000), on laisse en contact pendant 24 heures, on stérilise dans l'appareil d'Arsonval à l'acide carbonique et l'on filtre sur un filtre en porcelaine.

Ind. thér. Goître exophthalmique. Agit même contre l'exophthalmie.

Mode d'emploi. On injecte une goutte de cet extrait organique à la partie supérieure de l'épaule ou à la partie latérale de l'abdomen. On augmente progressivement la dose jusqu'à arriver à un centim. cube. Après avoir pratiqué quelques injections d'un centim. cube, on élève encore la quantité de l'extrait jusqu'au maximum de 4 cent. cubes par chaque injection. Le nombre maximum d'injections pratiqué a été 65 (Bogroff, *Médecine Moderne*, 1894).

TOLU (Baume de)

401 *ter*. Extrait du *Toluifera Balsamum* (Légumineuses-papilionacées). Entre dans la composition de pommades ophthalmiques à la même dose que le baume du Pérou. Il offre les mêmes avantages que lui (Voir Baume du Pérou, n° 346).

TRICHLOROPHÉNOL ET SES SELS

C^6H^2OH, Cl^3. Aiguilles peu solubles dans l'eau, solubles dans l'alcool et la glycérine. Forme des sels solubles.

TRICHLOROPHÉNOLATE DE MAGNÉSIE

Soluble dans l'eau.

402 A. { Trichlorophénolate de magnésie.   1 gr.
{ Eau distillée....................   100 —

B. { Trichlorophénolate de magnésie.   2 gr.
{ Eau distillée....................   100 ---

Ind. thér. Ophthalmie purulente des nouveau-nés et des adultes.

Mode d'emploi. On commence par pratiquer, deux fois par jour, une irrigation continue sous-palpébrale avec la solution B, puis on continue, quand l'affection perd de sa gravité, avec la solution A. Ces irrigations doivent durer un quart d'heure chacune. La guérison est rapide (Browne, *Bull. et Mém de la Soc. franç. d'ophth.* Paris, 1893).

TRICRÉSOL

Dérivé du toluène, chimiquement. C'est du paracrésol de synthèse (C^7H^8O), insoluble dans l'eau. Pour le solubiliser, il faut employer le savon amygdalin neutre. Lorsqu'il est obtenu par synthèse, c'est un corps cristallisé; il est au contraire liquide quand on le prépare directement.

	Paracrésol de synthèse............	1 gr.
403.	Savon amygdalin neutre et pulvérisé.	0 — 50
	Eau distillée....................	1000 —

Ind. thér. et Mode d'emploi. Antiseptique, sert d'excipient aux collyres et est employé au nettoyage des comptes-gouttes (de Schweinitz, *Société ophth. américaine*, 27ᵉ session annuelle. Washington, 1894).

TRINITRINE

Nitroglycérine, $C^3H^5(Azo^3)^3$. Liquide huileux soluble dans l'alcool.

$$404. \begin{cases} \text{Solution alcoolique de trinitrine} \\ \qquad \text{au } 1/100 \dots\dots\dots\dots\dots\dots\dots \quad \text{X gtt.} \\ \text{Chlorhydrate de cocaïne}\dots\dots\dots \quad 0\,gr.20 \\ \text{Eau distillée}\dots\dots\dots\dots\dots\dots \quad 10 - \end{cases}$$

Mode d'emploi. Injection hypodermique.

Ind. thér. Evite l'action générale vaso-constrictive de la cocaïne. Avec la formule précédente, on a pu injecter de 10 à 12 centigrammes de chlorhydrate de cocaïne, dans le but d'obtenir une anesthésie locale sans que le malade éprouve d'accidents (Gauthier, *Revue générale de clinique et de thérapeutique*, 1894).

TUBERCULINE

C'est un extrait glycériné de culture pure du bacille de la tuberculose. Liquide limpide, il est miscible à l'eau et se conserve assez bien quand il est dilué. La dilution mère habituelle est au 1/100 (Koch).

La tuberculine est un agent précieux pour le diagnostic de cas douteux ; l'injection sous-cutanée de ce liquide dilué produit en effet une réaction locale et parfois générale pathognomonique.Indépendamment du diagnostic qui impose parfois une intervention chirurgicale (tuberculose primitive) que l'on aurait peut-être différée, l'emploi de ce nouvel agent thérapeutique a produit des guérisons durables.

405. $\left\{\begin{array}{l}\text{Dilution de tuberculine au}\\ \text{1/100.....................}\\ \text{Eau distillée...............}\end{array}\right\}$ āā   X gtt.

Chaque seringue de Pravaz contient 5 milligr. de tuberculine, 4 divisions représentent donc un milligramme de substance active.

Mode d'emploi et ind. thér. 1° Tuberculose conjonctivale à forme ulcéreuse. On pratique quinze injections hypodermiques contenant chacune de 1 à 27 milligr. de tuberculine. Lorsqu'on fut arrivé à la dose de 30 milligr. la réaction locale disparut. Mais elle reparut plus tard pour disparaître définitivement (Sattler, *Congrès de Heidelberg*, sept. 1891).

2° Tuberculose conjonctivale à forme nodulaire.

Les injections au nombre de 12 arrivèrent à contenir jusqu'à 100 milligr. de tuberculine. La réaction locale disparut complètement (Sattler. *Ibid.*, sept. 1891).

Rem. Dans ces deux cas où la guérison

fut obtenue, le diagnostic clinique avait été
confirmé par des inoculations de culture des
animaux témoins.

Treize doses, variant de 3o à 200 milligr.
chacune, firent disparaître des nodules tuber-
culeux de la conjonctive (Walter Albrand,
Klin. Mon. f. Ophth., 1891).

D'autres cas de guérison de cette localisation tuberculeuse ont été communiqués
(Hans Wagner, *Münchener Med. Woch.*,
1891. — Konigshöffer et Maschke, *Deutsche Med. Woch.*, 1891).

3° Tuberculose de la paupière (Hans
Wagner, *Loc. cit.* 1891. — Konigshöffer
et Maschke, 1891).

Rem. Dans un cas, on avait porté le
diagnostic de chalazions multiples ; l'incer-
titude du diagnostic fut levée par l'usage
des injections de tuberculine.

4° Tuberculose de la sclérotique. On com-
mença par des injections de 5 milligr. de
tuberculine (Hans Wagner, *Loc. cit.*, 1891).

5° Ulcère de la cornée chez enfant por-
teur de tumeurs ganglionnaires. On n'injecta qu'un demi-milligr. de tuberculine
(Sigel, *in :* Valude, *Arch. d'ophth.*, 1891).

6° Tuberculose iridienne (Hans Wagner,
Loc. cit., 1891. — Konigshöffer et Maschke,
Loc. cit., 1891. — *Leber* [Guérison com-
plète avec 10 injections de 5 à 10 milligr.

chacune]. *Congrès de Heidelberg*, 1891).

7° Lupus de la paupière. A subi une amélioration très sensible après 2 injections sous-cutanées contenant chacune *un* milligramme de tuberculine (Gepner, *Centralb. f. prak. Aug.*, 1891).

8° Diagnostic différentiel entre le gliôme de la rétine et la tuberculose chroroïdienne. Ce diagnostic, très difficile sinon impossible et de la précocité duquel peut résulter la survie du malade, est facilement posé avec l'injection sous-cutanée de doses faibles de tuberculine qui produisent une réaction locale dans le cas où la choroïde est envahie par la tuberculose (Pflüger, *Congrès de Heidelberg*, 1891).

V

VASELINE

Pétroléine. C'est un mélange d'huiles lourdes, résidu de la distillation du pétrole.

Sous le nom d'*huile de vaseline* ou de *Pétrobaseline*, on désigne une vaseline liquide à la température ordinaire. La vaseline est rouge, blonde ou blanche. Pour les usages ophthalmiques, on doit prescrire la blanche.

406. | Vaseline blanche.

Ind. thér. Conjonctivite blennorrhagique.

Mode d'emploi. Concurremment avec toute autre médication, toutes les 15 à 20 minutes, on fait remplir les culs-de-sac conjonctivaux de vaseline. Elle a une action antiseptique et protectrice de la cornée et de la conjonctivite contre le pus (Wilson, *Congrès d'ophth. Société américaine d'ophth.* Washington, 1891).

VERATRUM VIRIDE ET VÉRATRINE

C'est une plante de la famille des Renonculacées dont les feuilles contiennent les principes actifs (Helléboréine-Vératrine).

407. | Teinture de veratrum viride........ X. à XX gtt.

Ind. thér. Pour éviter les complications hémorrhagiques de la cataracte, chez les artério-scléreux.

Mode d'emploi. Usage interne. A prendre en deux fois, matin et soir, avant l'opération (A. Terson, *Arch. d'ophth.*, 1894).

VÉRATRINE

$C^{32}H^{32}Az^2O^8$. Alcaloïde existant dans le

Veratrum viride (Renonculacées), *Veratrum album* (Colchicacées), etc. Cristaux insolubles dans l'eau, solubles dans l'alcool en toute proportion et dans 100 p. de glycérine.

408.	Vératrine......................................	10 gr.
	Acide oléique........................	100 —

Ce mélange constitue ce que l'on appelle parfois *l'oléate de vératrine.*

Mode d'emploi. Application sur le front et les tempes, après avoir lavé la peau avec une serviette un peu rude. — A cause de l'action irritante de cette pommade sur la conjonctive, il faut avoir grand soin de n'en introduire aucune parcelle entre les paupières.

Ind. thér. Asthénopie accommodative. Calme les maux de tête résultant des efforts de l'accommodation.

Comme cet agent produit une sédation très marquée du muscle ciliaire et des fibres radiaires, son action est utile dans l'examen des astigmates (J. Théobald, *The Medical Analectic,* nov. 1889).

Z

ZINC ET SES SELS

Le métal Zn est inusité en oculistique.

CHLORATE DE ZINC

Entre dans la composition des pilules de Rotter, voir n° 11.

CHLORURE DE ZINC

$ZnCl^2$. Cristaux solubles dans 1/3 p. d'eau, 1 p. d'alcool et 2 p. de glycérine.

409.	Chlorure de zinc..................	0 gr.01
	Eau distillée.....................	5 —

Mode d'emploi. Instillations biquotidiennes de 2 gouttes chaque fois.

Ind. thér. Formes rebelles de conjonctivite folliculaire (A. Trousseau, *Traitement des maladies des yeux.* Paris, 1895).

LACTATE DE ZINC

$(C^3H^5O^3)^2 Zn + 3H^2O$. Soluble dans 58 p. d'eau, insoluble dans l'alcool.

410.	Lactate de zinc..................	0 gr.20

pour une pilule.

Mode d'emploi. Usage interne. Une à dix pilules dans les vingt-quatre heures.

Ind. thér. Amblyopies d'origine nerveuse, alors que les lésions ophthalmoscopiques font défaut (Panas au sujet du travail de Boë, *Union Médicale*, juillet 1892).

OXYDE DE ZINC

ZnO. Insoluble dans l'eau et l'alcool.

411. { Oxyde de zinc................... 0 gr.50
      { Vaseline......................... 10 —

Mode d'emploi. Topique.
Ind. thér. Blépharite ciliaire simple (de Lapersonne, *Maladies des Paupières et des Membranes externes de l'œil*. Paris. 1893).

412. { Poudre d'oxyde de zinc....... } āā 4 gr.
      {   —   d'acide borique....... }
      { Poudre d'amidon.................. 30 —

Mode d'emploi. Topique.
Ind. thér. 1° Erythème marginal des paupières.
2° Eczéma sec des paupières (Panas, *Rec. d'ophth*., 1895).

SULFATE DE ZINC

$So^4Zn + 7H^2o$. Cristaux solubles dans 0,74 p. d'eau, insolubles dans l'alcool.

413. { Sulfate de zinc................... 1 gr.
      { Eau distillée..................... 300 —

Mode d'emploi. Lotions.

Ind. thér. 1º Conjonctivite hypérémique.

2º Conjonctivite catarrhale à forme chronique (Delens, *L'œil et ses annexes, in : Traité de chirurgie de S. Duplay et P. Reclus.* Paris, 1891).

414.	Sulfate de zinc	o gr.o5. à o gr.15
	Teinture d'opium	X gtt.
	Eau de roses	25 gr.

Mode d'emploi. Instillations, matin et soir.

Ind. thér. Ophthalmie catarrhale simple, peu douloureuse, en voie de décroissance (Forgues et Reclus, *Traité de Thérapeutique chirurgicale,* tome II. Paris, 1892).

415.	Sulfate de zinc	1 gr.
	Eau distillée	500 —

Mode d'emploi. Irrigations sous-palpébrales.

Pour le *modus operandi,* voir n° 76.

Ind. thér. 1º Conjonctivite catarrhale.

2º Conjonctivite folliculaire.

3º Conjonctivite granuleuse (Vacher, *Rec. d'ophth.,* 1895).

SULFO-CARBONATE DE ZINC

Entre dans la composition des pastilles de Rotter. Voir n° 11.

$(C^5H^9O^2)^2Zn + 12H^2O$. Soluble dans 50 p. d'eau, 1,4 d'alcool.

416.	Valérianate de zinc................	0 gr.05
	Sucre vanillé......................	3 —

Mêlez. Pour une prise (Formule de Dujardin-Beaumetz).

Mode d'emploi. Usage interne. 1 à 4 prises en 24 heures.

Ind. thér. Hyperesthésie rétinienne (Dunn, *Annals of ophthalmology and otology*, 1893).

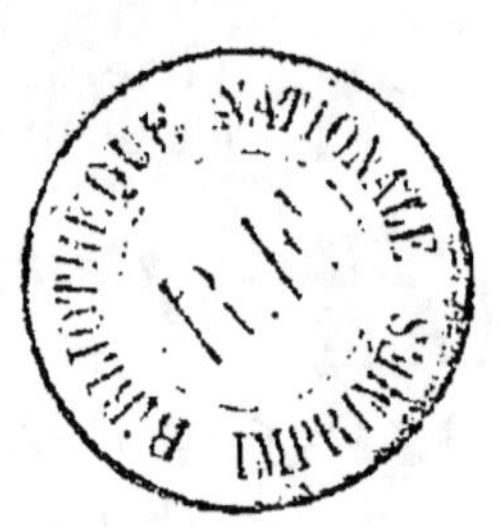

TABLE DES MATIÈRES

PAR ORDRE ALPHABÉTIQUE

Elle est divisée en trois parties :

1° *Index pharmacologique.*
2° *Index thérapeutique.*
3° *Index des auteurs.*

Les numéros ne correspondent pas aux pages, mais bien aux numéros des formules.

INDEX PHARMACOLOGIQUE

PAR ORDRE ALPHABÉTIQUE

A

B

C

D

F

G

L

M

N

O

Q

R

S

T

Thymol (Acétate de mercure), 398.
— (Di), biiodé, 399, 400, 401.
Thymolate de mercure, 398.
Thyroïdine, 401 bis.
Tolu (Baume de), 401 ter.
Trichloracétique (Acide), 49, 50.
Trichlorophénolate de magnésie, 402.
Tricrésol, 403.
Trinitrine, 404.
Tropacocaïne, 90.
— (Chlorhydrate de), 90, 91, 92.
Tuberculine, 405.

U

Urate de piperazine, 352.

V

Valérianate de zinc, 416.
Vaseline blanche, 406.
Vératrine, 408.
Veratrum viride (Teinture de), 407.
Violet de méthyle, 34, 145, 146, 147.

Z

Zinc (Chlorate de), 11.
— (Chlorure de), 143, 409.

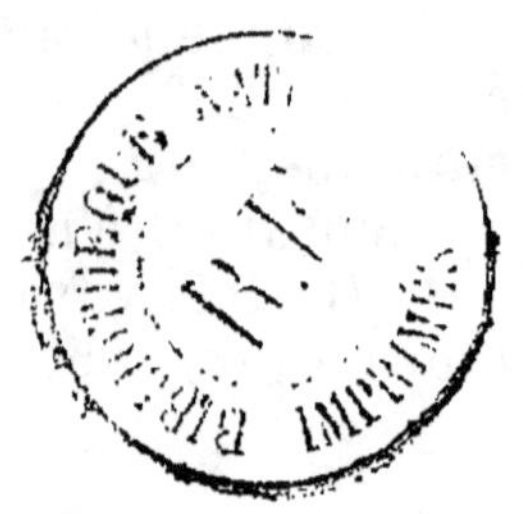

INDEX THÉRAPEUTIQUE

PAR ORDRE ALPHABÉTIQUE

O

P

R

S

T

U

V

X

Z

INDEX ALPHABÉTIQUE

DES AUTEURS

A

Abadie, 110, 125, 133, 165, 221, 274, 286, 288, 293.
Adamück, 188, 358.
Adler, 179.
Albert, 110.
Albrand, 405.
Allen, 341.
Anders, 189.
Antonelli, 97.
Armaignac, 135, 147, 173, 274, 390 bis.
Ayres, 339.

B

Baccelli, 293.
Baginski, 373.
Baquis, 286.
Beattié, 193.
Bedoin, 222.
Bégue, 207.
Bellarminow, 370.
Bellouard, 72.
Berger, 83, 118, 159, 160, 170, 378.
Bergmeister, 45, 289.

C

H

I

J

K

N

O

P

Q

R

Z

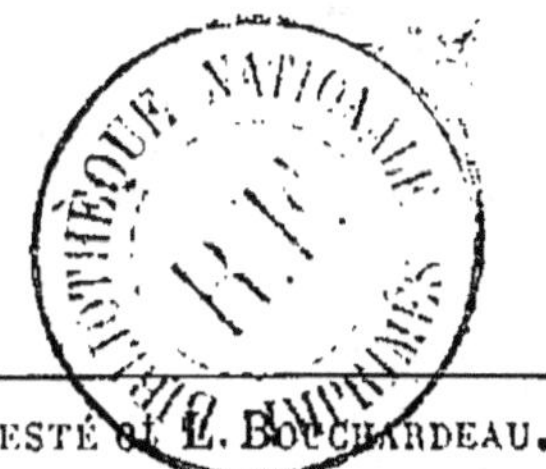

Châteauroux. — Typ. et Stéréot. A. MAJESTÉ et L. BOUCHARDEAU.

A. REYMOND GIROUD

OPTICIEN-CONSTRUCTEUR

Fournisseur de plusieurs *Cliniques de Paris* et de l'*Hôpital Saint-Joseph*.

38, rue Saint-Placide, à PARIS

Près du Bon Marché et de l'Angle de la rue du Cherche-Midi

Optomètres, Périmètres, Ophtalmoscopes, Boîtes de Verres et accessoires, etc.
Verres Sphériques, Cylindriques, Sphéro-Cylindriques, Prismatiques, etc.

EXÉCUTION IMMÉDIATE DES PRESCRIPTIONS MÉDICALES

Miroirs frontaux, laryngoscopiques, dentaires, etc.

La Maison entreprend la **Construction de tous les Instruments d'Ophtalmologie** que *MM. les Docteurs* voudront lui confier.
Remise de **15 0/0** pour *MM. les Étudiants en médecine.*

ANTI-DIABÉTIQUES RATIONNELS

Solution alcaline analgésique
Liqueur eutrophique d'Ammon

La réunion synergique de la **solution** et de la **liqueur** constitue la « médication anti-diabétique rationnelle », c'est-à-dire la plus efficace et la plus rapide des médications curatives, dans l'état actuel de la science.

Prix de la **Solution**...................... **15** fr.
Prix de la liqueur...................... **20** fr.

Envoi **franco** *contre un mandat adressé à M. le Directeur de la* **Grande Pharmacie Normale de la rue Montmartre.**

65, rue Montmartre, PARIS

MENTHOL VAN DENN

ANTISEPSIE RIGOUREUSE DE LA BOUCHE

*Détruit tous les micro-organismes qui occasionnent la carie,
les affections buccales ou gingivales.*

Jusqu'ici tous les dentifrices dont on a fait usage se ressemblaient et n'étaient en définitive que des produits fort agréables de parfumerie.

Qu'importaient les variétés d'essences ? L'effet actif était nul et le choix du produit auquel on réservait ses faveurs n'était déterminé que par la préférence que l'on donnait au parfum ou à la saveur.

Avec les progrès actuels de la science, *il serait puéril de faire de l'hygiène, dont le rôle est de prévenir les maladies, une simple question de goût !*

Il fallait donc, de toute nécessité, trouver une formule qui se substituât catégoriquement aux devancières, absolument inefficaces.

Certes, il est facile aujourd'hui d'appliquer la théorie moderne, la seule vraie.

C'est ce que nous avons fait. Nous avons ajouté aux formules agréables les substances nécessaires à une antisepsie rigoureuse de la bouche.

L'usage journalier de notre produit préservera de la carie dentaire, maintiendra la fraîcheur de l'haleine en détruisant les fermentations, et arrêtera même la propagation des micro-organismes qui, on le sait, pénètrent dans l'économie par la cavité buccale, sans parler des maux de gorge, amygdalites, granulations, etc., qui seront enrayés.

MODE D'EMPLOI :

Matin et soir, à la rigueur après chaque repas, surtout si l'on porte un appareil, une cuillerée à café de **Menthol Van Denn** dans un quart d'eau tiède. Se brosser les dents, se laver la bouche et se gargariser.

DÉPÔT :

Principales Pharmacies de France et de l'Étranger

Prix : Flacon 1/4 de litre : **3** fr. **50** — Litre : **12** fr.

POUR LA VENTE EN GROS, S'ADRESSER :

Société des Produits Hygiéniques
VAN DENN
PARIS — 21, Rue SAINT-MARC — **PARIS**

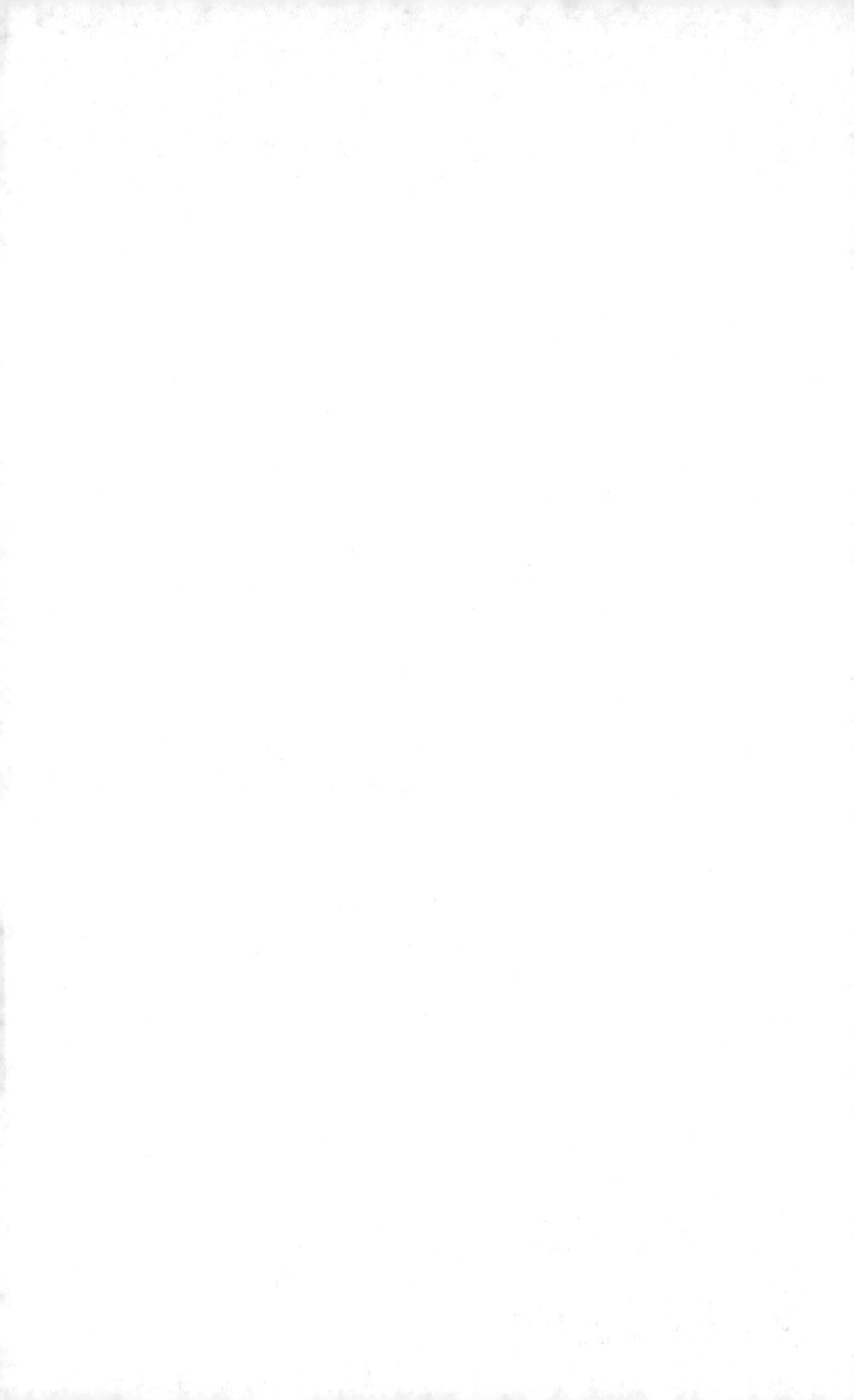